Koos van Nugteren
Dos Winkel

Orthopedische Casuïstiek

Deze uitgave *Kunstgewrichten: bovenste extremiteit* is een onderdeel van de reeks Orthopedische casuïstiek.

Orthopedische casuïstiek

In de boekenreeks van Orthopedische Casuïstiek wordt ieder onderwerp besproken aan de hand van patiëntencasuïstiek uit de dagelijkse praktijk.

De tekst is rijk geïllustreerd met educatieve tekeningen en foto's.

De bijlagen achterin het boek tonen handige overzichten van testen en oefeningen die van belang zijn voor de behandeling.

Het boek is in het bijzonder bestemd voor fysiotherapeuten, kinesitherapeuten, oefentherapeuten, huisartsen en orthopeden.

Bestellen

De uitgaven uit deze reeks zijn te bestellen via de boekhandel of rechtstreeks via de webwinkel van uitgeverij Bohn Stafleu van Loghum: ▶www.bsl.nl

Serieredactie:

De redacteur van Orthopedische casuïstiek is Koos van Nugteren.

Serieredactie:
Koos van Nugteren
Dos Winkel

Kunstgewrichten: bovenste extremiteit

Met medewerking van:
Patty Joldersma
Roger van Riet
Olivier Verborgt
Tom Haagmans
Matthias Vanhees
Frederik Verstreken

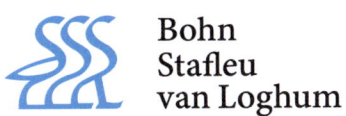
Bohn
Stafleu
van Loghum

Houten 2017

ISSN 2468-6425 ISSN 2468-6433 (electronic)
Orthopedische Casuïstiek
ISBN 978-90-368-1630-4 ISBN 978-90-368-1631-1 (eBook)
DOI 10.1007/978-90-368-1631-1

© Bohn Stafleu van Loghum, onderdeel van Springer Media BV 2017
Alle rechten voorbehouden. Niets uit deze uitgave mag worden verveelvoudigd, opgeslagen in een geautomatiseerd gegevensbestand, of openbaar gemaakt, in enige vorm of op enige wijze, hetzij elektronisch, mechanisch, door fotokopieën of opnamen, hetzij op enige andere manier, zonder voorafgaande schriftelijke toestemming van de uitgever.

Voor zover het maken van kopieën uit deze uitgave is toegestaan op grond van artikel 16b Auteurswet j° het Besluit van 20 juni 1974, Stb. 351, zoals gewijzigd bij het Besluit van 23 augustus 1985, Stb. 471 en artikel 17 Auteurswet, dient men de daarvoor wettelijk verschuldigde vergoedingen te voldoen aan de Stichting Reprorecht (Postbus 3060, 2130 KB Hoofddorp). Voor het overnemen van (een) gedeelte(n) uit deze uitgave in bloemlezingen, readers en andere compilatiewerken (artikel 16 Auteurswet) dient men zich tot de uitgever te wenden.

Samensteller(s) en uitgever zijn zich volledig bewust van hun taak een betrouwbare uitgave te verzorgen. Niettemin kunnen zij geen aansprakelijkheid aanvaarden voor drukfouten en andere onjuistheden die eventueel in deze uitgave voorkomen.

NUR 894
Basisontwerp omslag: Studio Bassa, Culemborg
Automatische opmaak: Scientific Publishing Services (P) Ltd., Chennai, India

Bohn Stafleu van Loghum
Het Spoor 2
Postbus 246
3990 GA Houten

www.bsl.nl

Lijst van auteurs

Patty Joldersma, fysiotherapeut te Nijmegen. Specialisatie: handrevalidatie. Aangesloten bij het artrose/artritis netwerk van de St. Maartenskliniek te Nijmegen.

Tom Haagmans, fysiotherapeut in Geldern, Duitsland.

Koos van Nugteren, fysiotherapeut in een particuliere praktijk te Nijmegen. Specialisatie: orthopedische aandoeningen.

Prof. dr. Roger van Riet, orthopedisch chirurg. Specialisatie: elleboogchirurgie. Verbonden aan het AZ Monica te Deurne, België en de Université Libre de Bruxelles, Brussel, België.

Dr. Matthias Vanhees, orthopedisch chirurg. Verbonden aan het AZ Monica Ziekenhuis te Antwerpen, België en het Universitair Ziekenhuis Antwerpen, België.

Dr. Olivier Verborgt, orthopedisch chirurg. Specialisaties: pathologie en chirurgie van de schouder. Verbonden aan het Orthopedisch Centrum Antwerpen, België.

Dr. Frederik Verstreken, orthopedisch chirurg. Specialisatie: hand, pols en voet. Verbonden aan het AZ Monica Ziekenhuis te Antwerpen, België en het Universitair Ziekenhuis Antwerpen, België.

Dos Winkel, orthopedisch fysiotherapeut. Oprichter van de International Academy of Orthopaedic Medicine, waarvan hij van 1978 tot maart 2005 president was.

Inhoud

1	**Inleiding**	**1**
	Koos van Nugteren	
1.1	Inleiding	2
1.2	Revalidatie: algemene principes	2

2	**Een 65-jarige man met zeer geleidelijk toenemende pijn en bewegingsbeperkingen van de rechterschouder**	**5**
	Koos van Nugteren	
2.1	Inspectie	6
2.2	Algemene palpatie	6
2.3	Functieonderzoek	6
2.4	Interpretatie	7
2.5	Aanvullend onderzoek	7
2.6	Therapie	8
2.7	Follow-up	9
	Literatuur	11

3	**Addendum: de schouderprothese**	**13**
	Koos van Nugteren	
3.1	Inleiding	14
3.2	Indicatie	14
3.3	Soorten prothesen	14
3.4	Resultaten	15

4	**Pijn en onvermogen de arm volledig te heffen bij een 74-jarige vrouw**	**17**
	Olivier Verborgt	
4.1	Inspectie en algemene palpatie	18
4.2	Functieonderzoek	18
4.3	Aanvullend onderzoek	18
4.4	Therapie	20

5	**Een 79-jarige vrouw met een omgekeerde schouderprothese**	**23**
	Tom Haagmans en Koos van Nugteren	
5.1	Inspectie	27
5.2	Algemene palpatie	27
5.3	Functieonderzoek	27
5.4	Aanvullend onderzoek	28
5.5	Therapie	29
5.6	Follow-up	30
5.7	Bespreking	30
	Literatuur	31

6	**Persisterende pijn en bewegingsbeperking, een jaar na een gecompliceerde elleboogfractuur**	33
	Roger van Riet	
6.1	Inspectie	34
6.2	Algemene palpatie	34
6.3	Functieonderzoek	34
6.4	Palpatie	34
6.5	Aanvullend onderzoek	34
6.6	Therapie	36
6.7	Postoperatief	37
7	**De totale elleboogprothese**	39
	Matthias Vanhees en Roger van Riet	
7.1	Inleiding	40
7.2	De evolutie van de elleboogprothese	40
7.3	Verschillende typen prothesen	41
7.4	Indicaties	42
7.4.1	Contra-indicaties	43
7.5	Resultaten	43
7.6	Complicaties	44
7.7	Conclusie	45
	Literatuur	45
8	**Een pijnlijk gezwollen elleboog bij een 23-jarige man, na een val op zijn uitgestrekte linkerhand**	47
	Roger van Riet	
8.1	Therapie	48
8.2	Revalidatie na implantatie van een radiuskopprothese zonder ligamentletsel	51
8.3	Revalidatie na implantatie van een radiuskopprothese en ligamentletsel	51
8.4	Follow-up	53
8.5	Bespreking	53
9	**Invaliderende polspijn bij een 63-jarige man, 17 jaar na resectie van het os scaphoideum**	57
	Frederik Verstreken	
9.1	Inspectie en palpatie	59
9.2	Functieonderzoek	60
9.3	Interpretatie	60
9.4	Aanvullend onderzoek	60
9.5	Therapie	60
9.6	Revalidatie	61
9.7	Follow-up	63
	Literatuur	65

10	**Een 72-jarige fluitspeler met reeds jaren bestaande klachten van de rechterduim**	67

Dos Winkel, Frederik Verstreken en Koos van Nugteren

10.1	Inspectie	68
10.2	Algemene palpatie	68
10.3	Functieonderzoek	69
10.4	Interpretatie	69
10.5	Therapie	69
10.6	Revalidatie	70
10.7	Follow-up	71

11	**Addendum: CMC1-artrose**	73

Koos van Nugteren

11.1	Inleiding	74
11.2	Etiologie	74
11.3	Symptomatologie	74
11.4	Conservatieve therapie	75
11.4.1	Fysiotherapie/kinesitherapie	77
11.5	Operatieve therapie	79
11.5.1	Artrodese	79
11.5.2	Artroplastiek	79
	Literatuur	80

12	**Pijn en functieverlies van de linkerhand bij een 57-jarige vrouw met reumatoïde artritis**	81

Frederik Verstreken

12.1	Inspectie	82
12.2	Algemene palpatie	82
12.3	Functieonderzoek	82
12.4	Interpretatie	83
12.5	Aanvullend onderzoek	84
12.6	Therapie	84
12.7	Follow-up	84
12.8	Bespreking	84

13	**Een 65-jarige man met hevige pijn in de wijs- en middelvinger**	87

Frederik Verstreken en Koos van Nugteren

13.1	Inspectie	88
13.2	Algemene palpatie	88
13.3	Functieonderzoek	88
13.4	Interpretatie	88
13.5	Aanvullend onderzoek	89
13.6	Therapie	89
13.7	Follow-up	89
13.8	Bespreking	91
13.8.1	Conservatief beleid	91
13.8.2	Operatie: endoprothese	92

Bijlagen 93
Bijlage I De schouderprothese: postoperatieve revalidatie 95
Bijlage II De elleboogprothese: postoperatieve revalidatie 109
Bijlage III Handrevalidatie: algemene principes. 121
Eerder verschenen delen uit de serie Orthopedische Casuïstiek 137
Register. 139

Inleiding

Koos van Nugteren

Samenvatting

Hoofdstuk 1 geeft een overzicht van aantallen kunstgewrichten die in Nederland jaarlijks worden geïmplanteerd. Verder worden enkele algemene principes genoemd die de behandelaar houvast geven bij de revalidatie na gewrichtsoperaties.

1.1 Inleiding – 2

1.2 Revalidatie: algemene principes – 2

© Bohn Stafleu van Loghum, onderdeel van Springer Media BV 2017
K. van Nugteren et al., *Kunstgewrichten: bovenste extremiteit*, Orthopedische Casuïstiek,
DOI 10.1007/978-90-368-1631-1_1

1.1 Inleiding

Dit boek is het 25ste deel uit de serie Orthopedische Casuïstiek en tevens het derde deel in de serie over kunstgewrichten.

Deel 1 behandelt het heupgewricht, deel 2 de knie en de enkel. Deel 3 gaat over kunstgewrichten die worden geïmplanteerd in de bovenste extremiteit.

De ontwikkelingen gaan snel. In Nederland worden tienduizenden kunstgewrichten per jaar geïmplanteerd, het merendeel heup- en kniegewrichten. Kunstgewrichten van de bovenste extremiteit vormen een minderheid, maar de kwaliteit ervan wordt steeds beter en de verwachting is dat kunstgewrichten van de bovenste extremiteit de komende jaren steeds vaker zullen worden geïmplanteerd.

- **LROI**

De Landelijk Registratie voor Orthopedische Implantaten (LROI) verzamelt en registreert allerlei gegevens over kunstgewrichten die in Nederlandse ziekenhuizen worden geïmplanteerd. De LROI kan wanneer een bepaald type prothese ernstige problemen veroorzaakt de nodige maatregelen nemen.

In 2014 werden de volgende aantallen kunstgewrichtsoperaties in Nederland geregistreerd door het LROI:

heup	28.026
knie	26.754
enkel	107
schouder	2.077
elleboog	107

De verwachting is dat ieder jaar meer van dit type operaties zullen plaatsvinden en dat de kwaliteit en duurzaamheid van de implantaten steeds verder zullen toenemen. Veel onderzoek wordt gedaan naar het beste protheseontwerp, de beste operatietechniek en de beste procedure voor het revalideren na de operatie.

1.2 Revalidatie: algemene principes

Hoewel de kennis over de beste formule voor de revalidatie toeneemt, zijn er nog weinig degelijke evidence-based protocollen voorhanden. Voor fysiotherapeuten/kinesitherapeuten is het van belang te weten wat er momenteel *wel* over bekend is en hoe men, hiermee rekening houdend, de revalidatie kan opbouwen.

Ieder gewricht wordt na een operatie op een eigen specifieke manier gerevalideerd. Er zijn echter enkele algemene principes die de fysiotherapeut/kinesitherapeut enig houvast bieden. Bij de revalidatie kan de therapeut rekening houden met de volgende beïnvloedbare factoren:
- wondgenezing;
- mobiliteit;
- spierlengte;

- spierkracht;
- stabiliteit;
- coördinatie;
- functie (ADL[1]).

Stoornissen in de genoemde factoren kunnen voor problemen zorgen in het dagelijks leven van de patiënt. Gedurende het revalidatieproces verdient het aanbeveling dat de therapeut voldoende aandacht besteedt aan deze punten.

In geval van gewrichtsvervangende operaties zal men in eerste instantie rekening houden met een goede wondgenezing. Daarna verschilt het per gewricht wat de meeste nadruk krijgt in de revalidatie:
- De onderste extremiteit moet voorbereid worden op een goede belastbaarheid en stabiliteit tijdens wandelen of sporten.
- Voor de bovenste extremiteit is het vooral belangrijk dat de mobiliteit voldoende herstelt, zodat men zich kan redden in het dagelijks leven. Denk hierbij aan het zich kunnen wassen, eten en het kunnen hanteren van voorwerpen tijdens dagelijkse bezigheden. Zwaar belasten is in het algemeen niet meer nodig en wordt in veel gevallen, zoals na een totale-elleboogoperatie en gewrichtvervangende operaties in de hand, sterk afgeraden.

Het is belangrijk te weten dat revalidatieprogramma's verschillen per ziekenhuis. Verder worden de inhoud en duur van de revalidatie bepaald door het type prothese, de methode van opereren en, niet te vergeten, de leeftijd en vitaliteit van de patiënt. De in dit boek besproken revalidatieprogramma's moet men dan ook beschouwen als een richtlijn.

Revalidatieprogramma's staan beschreven bij de patiëntencasuïstiek en in bijlagen I, II, en III.

---

1 ADL: algemene dagelijkse levensverrichtingen.

Een 65-jarige man met zeer geleidelijk toenemende pijn en bewegingsbeperkingen van de rechterschouder

Koos van Nugteren

Samenvatting

Een 65-jarige man die zijn hele leven zwaar werk heeft verricht gaat met pensioen. Vrij kort daarna hoort hij van de neuroloog dat hij de ziekte van Parkinson heeft. Zijn bewegingen verlopen trager dan hij vroeger gewend was en zijn gewrichten worden stijver. Zijn rechterarm veroorzaakt nog de meeste problemen: hij heeft er pijn aan en kan de arm nog maar moeilijk heffen. Hij vraagt zich af of dit met zijn ziekte te maken kan hebben of misschien met het feit dat hij altijd zo hard gewerkt heeft …

2.1   Inspectie – 6

2.2   Algemene palpatie – 6

2.3   Functieonderzoek – 6

2.4   Interpretatie – 7

2.5   Aanvullend onderzoek – 7

2.6   Therapie – 8

2.7   Follow-up – 9

          Literatuur – 11

© Bohn Stafleu van Loghum, onderdeel van Springer Media BV 2017
K. van Nugteren et al., *Kunstgewrichten: bovenste extremiteit*, Orthopedische Casuïstiek,
DOI 10.1007/978-90-368-1631-1_2

> Een 65-jarige man merkte dat hij steeds meer moeite kreeg met een jas aantrekken en zijn rechterarm hoog optillen. Dit probleem ontstond echter zo geleidelijk, dat hij er aanvankelijk weinig aandacht aan besteedde.

> Hij had sinds zijn jeugd gewerkt aan een draaibank, waarbij metaal met behulp van een soort knuppel met veel kracht in een bepaalde vorm wordt gedwongen, een techniek die forceren wordt genoemd. Dit vraagt veel inspanning van de armen van de bankwerker. Toch had hij tijdens zijn werkzaamheden zelden overbelastingsverschijnselen gehad. Op 65-jarige leeftijd ging hij met pensioen. Daarna deed hij echter nog steeds – als hobby – werkzaamheden aan de draaibank van zijn familiebedrijf. Hij vermoedde dat deze werkzaamheden de pijn in zijn schouder veroorzaakten.

> Toen zijn klachten vier jaar bestonden, besloot hij een arts te raadplegen. Deze stuurde hem direct door naar de fysiotherapeut.

Status praesens

De patiënt heeft geringe pijn in rust, die sterk toeneemt bij het heffen en naar opzij brengen van de arm. Hij kan niet goed op de aangedane arm liggen vanwege de pijn.

2.1 Inspectie

De patiënt oogt zeer rigide, is traag in zijn bewegingen en heeft ook wat moeite om vanuit stand te gaan lopen: een parkinsonistisch beeld. Hij is onlangs bij de neuroloog geweest die de ziekte van Parkinson diagnosticeerde. De aandoening bevindt zich nog in het beginstadium.

Heel opvallend is zijn rechterborst; deze ziet eruit als een vrouwelijke borst door bindweefselvorming subcutaan. De borstgroei is geleidelijk in de loop van jaren ontstaan als fysiologische aanpassing door herhaalde mechanische druk van de 'knuppel' tegen zijn borst bij de draaibankwerkzaamheden. Hij heeft er overigens totaal geen last van.

2.2 Algemene palpatie

Geen bijzonderheden.

2.3 Functieonderzoek

- Elevatie is 30° beperkt en eindstandig pijnlijk.
- Exorotatie is 40° beperkt en eindstandig pijnlijk.
- Endorotatie is 20° beperkt en eindstandig pijnlijk.
- Weerstandstests zijn slechts in geringe mate pijnlijk.

2.4 Interpretatie

Hier is sprake van een capsulair patroon: als het gewrichtskapsel eindstandig op spanning komt, ontstaat pijn. De volgorde van beperkingen is eveneens karakteristiek voor een gelijkmatig capsulair probleem. Het uitvoeren van impingementtests of instabiliteitstests is niet zo zinvol omdat deze tests worden uitgevoerd in de eindstanden van het gewricht en dus meestal pijnlijk zijn. Deze tests zijn hierdoor vals positief.

Een capsulair patroon wijst in het algemeen op artritis of artrose. Een capsulaire beperking van een schoudergewricht kan op twee zaken wijzen:
- Een frozen shoulder: vooral de idiopathische frozen shoulder komt veel voor. Patiënten met de ziekte van Parkinson lopen een verhoogd risico. Een 'klassieke' frozen shoulder wordt gekenmerkt door een eerste episode van enkele maanden tot een half jaar waarbij sprake is van hevige pijn door artritis. Erna volgt een tweede periode van soms jaren waarbij de schouder een bewegingsbeperking heeft maar nauwelijks pijn doet. Na de tweede periode herstelt heel geleidelijk de mobiliteit. Dit karakteristieke patroon van een frozen shoulder is niet volledig van toepassing op deze patiënt. De hevige pijn in de eerste fase van de frozen shoulder ontbreekt immers in zijn verhaal.
- Artrose: artrose wordt gekenmerkt door zeer *geleidelijke* toename van pijn en bewegingsbeperkingen. Door overbelasting kan, als gevolg van irritatie van het gewricht, de mate van pijn toenemen.

De bevindingen bij het klinisch onderzoek wijzen het meest op artrose. Differentiaaldiagnostisch kan men denken aan een frozen shoulder met een afwijkend patroon.

2.5 Aanvullend onderzoek

Na overleg met de huisarts wordt een röntgenfoto gemaakt (◘fig. 2.1). Deze toont ernstige artrose met deformatie van de humeruskop met forse bothaken aan de onderzijde van het gewricht en een vrijwel verdwenen gewrichtsspleet. Ook bestaat er weinig ruimte onder het acromion.

Diagnose	
Ernstige artrose van het glenohumerale gewricht met craniale migratie van de schouderkop.	

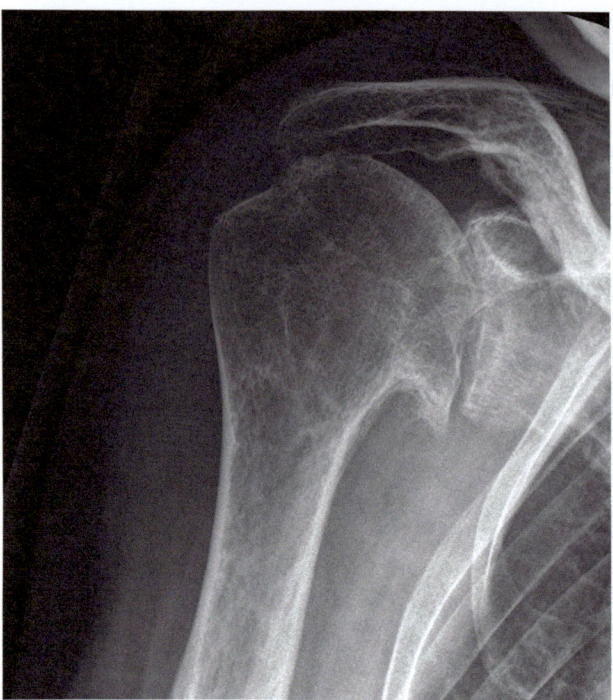

◘ Figuur 2.1 De röntgenfoto toont uitgebreide artrose met deformatie van de humeruskop met forse bothaken aan de onderzijde van het gewricht en een vrijwel verdwenen gewrichtsspleet. Ook bestaat er weinig ruimte onder het acromion.

2.6 Therapie

Conservatieve behandeling van artrose van de schouder bestaat uit passieve en actieve mobiliserende oefeningen.

Krachttraining kan worden toegepast ter versterking van de rotatorcuffspieren en de adductoren van de arm: de latissimus dorsi en het onderste deel van de m. pectoralis major. Deze spieren worden versterkt omdat ze bij contractie de schouderkop naar caudaal trekken. In geval van een craniaal gemigreerde schouderkop – zoals bij deze patiënt – kan krachttraining ervoor zorgen dat inklemming van subacromiale structuren vermindert.

Als conservatieve therapie onvoldoende effect heeft, kan men overwegen een endoprothese in de schouder te implanteren.

Na een half jaar conservatieve therapie is er nog steeds geen verbetering in de situatie opgetreden. De mobiliteit is na een half jaar zelfs verminderd. Actief kan de patiënt de arm minder dan 90° heffen. Glenohumeraal lijkt de mobiliteit vrijwel nihil. Bij een dergelijk vervormd schoudergewricht is dat niet verwonderlijk.

Na een consult bij de orthopeed wordt besloten de patiënt te opereren. Hij krijgt een Copeland-schouderprothese. Dit is een prothese waarbij men het oppervlak van de schouderkop bedekt met een schaaltje dat wordt vastgezet met een korte pin. De schouderkop blijft daarbij grotendeels gespaard. Men noemt dit ook wel een resurfacingprothese.

De voordelen van een resurfacingprothese in vergelijking met een conventionele schouderprothese zijn: [1]

- De kop blijft gespaard: de hoek tussen kop en hals hoeft dus niet nauwkeurig te worden bepaald bij het implanteren van de prothese.
- Er wordt maar heel weinig bot weggenomen.
- De operatietijd is relatief kort.
- De kans op humerale periprothetische fracturen is klein.
- Een eventuele revisieoperatie is gemakkelijker uit te voeren dan na een conventionele totale schouderprothese. Vooral voor relatief jonge patiënten is dit een groot voordeel [1].

Resurfacing

Resurfacingprothesen hebben een slechte reputatie. Dit komt doordat resurfacingheupprothesen veel problemen veroorzaken.
Het aanvankelijke enthousiasme over deze 'sportheup' werd getemperd toen bleek dat er in geringe mate metaalpartikeltjes van de prothese afsleten en er verhoogde concentraties metaalionen (vooral kobalt en chroom) in het bloed gevonden werden [2]. Sommige patiënten meldden zich met hoofdpijn, vermoeidheid en spierpijn. Verder bleek dat vaak al op korte termijn revisie van de resurfacingprothese nodig was. Zo ontstond veel negatieve publiciteit over deze prothese. De Nederlandse Orthopaedische Vereniging (NOV[1]) besloot vervolgens in 2012 haar leden te adviseren om alle metaal-op-metaalendoprothesen van de heup met een grote kop (>36 mm) niet meer toe te passen totdat de veiligheid en langetermijnwerkzaamheid onomstotelijk waren aangetoond. In onderzoeksverband mocht de prothese nog wel worden toegepast.
Bij de schouder is resurfacing succesvoller dan bij de heup. Dit komt doordat de schouderkop op een andere wijze wordt gevasculariseerd en doordat het schoudergewricht op een totaal andere manier wordt belast. Daar komt nog bij dat een metaal-op-metaalprothese, zoals bij resurfacing van de heup gebruikelijk was, niet wordt toegepast bij de schouder. Als de kom wordt vervangen, gebruikt men – in geval van de schouder – polyethyleen.

Sportheup

2.7 Follow-up

De postoperatieve röntgenfoto toont een goede stand van de prothese (fig. 2.2). Na de operatie wordt de schouder geïmmobiliseerd met een soort draagverband

---

1 De NOV is de wetenschappelijke vereniging van orthopedisch chirurgen in Nederland. De NOV is opgericht in 1898.

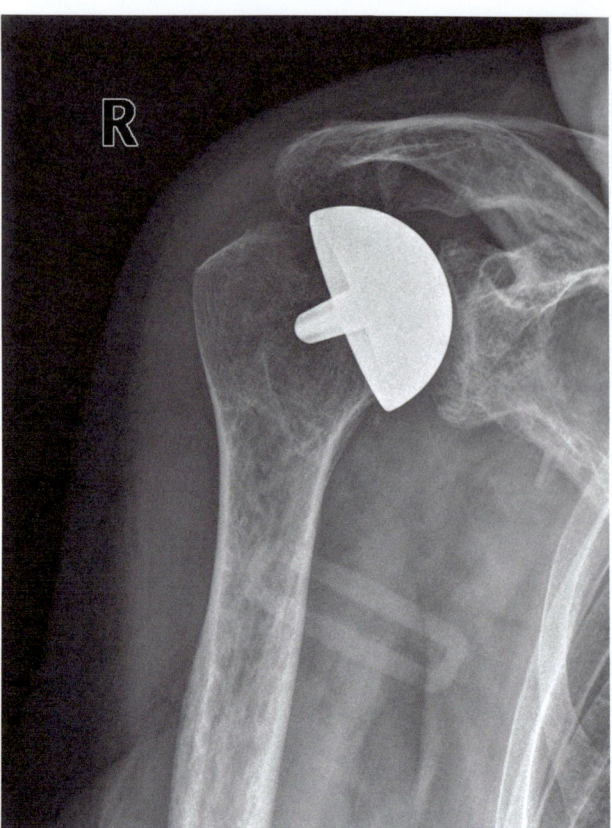

◘ **Figuur 2.2** De postoperatieve röntgenfoto toont een goede stand van de prothese.

(◘fig. 2.3). Dit wordt vooral gedaan voor het comfort van de patiënt. Tijdens de revalidatie mag de patiënt de *immobiliser* uitdoen om beter te kunnen oefenen.

De revalidatie verloopt echter moeizaam, vooral ook omdat de symptomen van de ziekte van Parkinson toenemen. Pas na een jaar is de situatie bevredigend te noemen: de pijn is dan nagenoeg verdwenen. De mobiliteit heeft zich deels hersteld, maar is niet optimaal: circa 110°.

Voor revalidatie na een totale schouderprothese, zie ▶bijlage I.

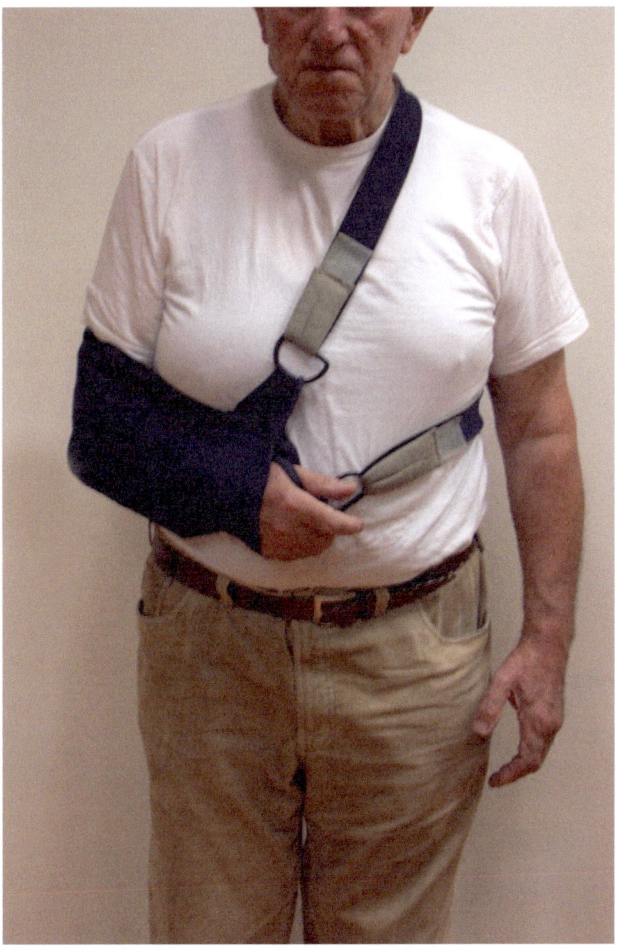

Figuur 2.3 Na de operatie wordt de schouder geïmmobiliseerd.

Literatuur

1 Burgess DL, McGrath MS, Bonutti PM, Marker DR, Delanois RE, Mont MA. Shoulder resurfacing. J Bone Joint Surg Am. 2009;91(5):1228–38.
2 Dahlstrand H, Stark A, Anissian L, Hailer NP. Elevated serum concentrations of cobalt, chromium, nickel, and manganese after metal-on-metal alloarthroplasty of the hip: a prospective randomized study. J Arthroplasty. 2009;24(6):837–45.

Addendum: de schouderprothese

Koos van Nugteren

Samenvatting
Dit hoofdstuk beschrijft wanneer een schouderprothese geïndiceerd is, welke typen schouderprothese te onderscheiden zijn en wat de patiënt kan verwachten nadat een schouderprothese is geplaatst.

3.1 Inleiding – 14

3.2 Indicatie – 14

3.3 Soorten prothesen – 14

3.4 Resultaten – 15

© Bohn Stafleu van Loghum, onderdeel van Springer Media BV 2017
K. van Nugteren et al., *Kunstgewrichten: bovenste extremiteit*, Orthopedische Casuïstiek,
DOI 10.1007/978-90-368-1631-1_3

3.1 Inleiding

Een schouderprothese wordt de laatste jaren steeds vaker geïmplanteerd. Na de heup- en knieprothese is de totale schouderprothese het meest geplaatste kunstgewricht. In 2014 werden in Nederland 2077 schouderprotheseoperaties geregistreerd bij de Landelijke Registratie voor Orthopedische Implantaten (LROI).

3.2 Indicatie

Onomkeerbare disfunctie van het schoudergewricht met veel pijn is een indicatie voor een totale schouderprotheseoperatie. De meest voorkomende vormen van pathologie zijn:
- Ernstige artrose van het glenohumerale gewricht, al of niet ten gevolge van reumatoïde artritis.
- Uitgebreide rotatorcuffrupturen, die niet meer kunnen herstellen. Hierdoor ontstaat een craniale migratie van de schouderkop, subacromiaal impingement en onvermogen de arm te heffen.
- Fracturen van de humeruskop.
- Avasculaire necrose van de humeruskop.

3.3 Soorten prothesen

Er zijn verschillende soorten schouderprothesen. Welk type wordt geïmplanteerd en of cement wordt gebruikt, is afhankelijk van de leeftijd van de patiënt, de kwaliteit van het bot en de toestand van de rotatorcuffpezen. Beeldvormend onderzoek in de vorm van röntgenfoto's, CT-scan en echografie is nodig om tot een juiste keuze te komen.

De volgende typen schouderprothesen zijn te onderscheiden:

- **Anatomische prothese**

Bij de anatomische prothese wordt de kop door een kunstkop en de kom door een kunstkom vervangen.

- **Omgekeerde prothese**

Bij de omgekeerde of *reversed* prothese wordt de kop door een kunstkom en de kom door een kunstkop vervangen. Dit wordt gedaan als de rotatorcuffmusculatuur niet meer functioneert. Bij dit protheseontwerp neemt de m. deltoideus voor een deel de functie van de rotatorcuffmusculatuur over.

- **Resurfacingprothese**

Bij de resurfacingprothese wordt het oppervlak van de schouderkop vervangen door een metalen kunstoppervlak. Het wordt in de volksmond ook wel een fietsbelprothese genoemd. De kunstkom bestaat gewoonlijk uit polyethyleen.

- **Hemiprothese**

Bij de hemiprothese wordt alleen de schouderkop en niet de schouderkom vervangen.

Prothesen kunnen met een lange steel, met een korte steel of zonder steel worden gefixeerd aan het bot. De keuze is onder andere afhankelijk van de sterkte van het bot. Jonge mensen met sterk bot krijgen eerder een prothese zonder steel. In geval van kwetsbaar bot kiest men eerder voor een prothese met een lange steel.

Steellengte

De prothesedelen kunnen worden vastgezet met cement of door 'vastklemmen'. Welke methode wordt gekozen, is mede afhankelijk van de kwaliteit van het bot. Bij een omgekeerde schouderprothese wordt de prothesekop met schroeven gefixeerd aan de scapula.

Fixatie

3.4 Resultaten

Het is belangrijk dat de patiënt voorafgaand aan de operatie goed geïnformeerd wordt over de functie van de arm na de operatie en over de duur van de revalidatie. De uiteindelijke resultaten van de operatie zijn eigenlijk pas na een jaar goed te beoordelen. Soms duurt het zelfs anderhalf jaar voordat de schouder-armfunctie weer optimaal is.

Meestal is al vrij snel na de operatie de mate van schouderpijn verminderd.

Pijn

Na de revalidatie (▶bijlage I) is de mobiliteit beter dan voorheen, maar niet perfect. Geringe tot matige bewegingsbeperkingen moeten worden geaccepteerd. Dit geldt vooral voor de elevatie. Resterende bewegingsbeperkingen hebben meestal geringe invloed op de functie van de arm tijdens de gewone dagelijkse bezigheden. In hoeverre de mogelijkheid tot elevatie van de arm herstelt, is mede afhankelijk van de kwaliteit van de rotatorcuffmusculatuur. In geval van rotatorcuffrupturen wordt gewoonlijk een omgekeerde prothese geplaatst. De m. deltoideus neemt dan voor een deel de functie van de rotatorcuffmusculatuur over. Het actief heffen van de arm verbetert hierdoor, maar zal niet *volledig* herstellen.

Mobiliteit

Een schouderprothese heeft een beperkte levensduur. Zwaar belasten leidt tot snellere slijtage. Schouderprothesen gaan tot nu toe circa vijftien jaar mee, maar de levensduur van recent geplaatste prothesen zal waarschijnlijk langer zijn.

Slijtage

Revisie van een versleten schouderprothese is mogelijk, maar een hersteloperatie is lastiger dan een operatie voor plaatsing van een *primaire* schouderprothese.

Pijn en onvermogen de arm volledig te heffen bij een 74-jarige vrouw

Olivier Verborgt

Samenvatting

Degeneratie van rotatorcuffpezen (tendinose) komt veel voor bij ouderen. Niet zelden is er sprake van spontane peesrupturen, met als gevolg insufficiëntie en pijn tijdens schouderbewegingen. Een normale schouderprothese kan dit probleem niet verhelpen. Er bestaat echter een 'slimme' oplossing, namelijk de implantatie van een omgekeerde schouderprothese: de prothesekop vervangt de schouderkom en de prothesekom vervangt de schouderkop. Deze casus beschrijft het verhaal van een patiënte die een dergelijke prothese nodig heeft en hoe de revalidatie wordt opgebouwd.

4.1   Inspectie en algemene palpatie – 18

4.2   Functieonderzoek – 18

4.3   Aanvullend onderzoek – 18

4.4   Therapie – 20

© Bohn Stafleu van Loghum, onderdeel van Springer Media BV 2017
K. van Nugteren et al., *Kunstgewrichten: bovenste extremiteit*, Orthopedische Casuïstiek,
DOI 10.1007/978-90-368-1631-1_4

> Een 74-jarige, rechtshandige vrouw presenteert zich op de afdeling Orthopedie met aanhoudende pijn en functieverlies ter hoogte van de rechterschouder. De klachten bestaan reeds meerdere jaren. In die periode werd zij telkens goed geholpen met medicatie, lichte kinesitherapie/fysiotherapie en enkele corticosteroïdinfiltraties. Echter, sinds enkele maanden is de pijn erg toegenomen en lijdt haar dagelijks functioneren onder de klachten. Buiten deze aandoening verkeert de vrouw in een goede algemene gezondheid en is ze nog erg actief.

4.1 Inspectie en algemene palpatie

We zien een algemeen fitte vrouw. De schouder oogt vrij normaal. Bij palpatie zijn het anterieure kapsel en de bicepsregio pijnlijk. Het AC-gewricht is niet gevoelig. Er is alleen wat atrofie zichtbaar ter hoogte van de supra- en infraspinatusfossa.

4.2 Functieonderzoek

- De passieve mobiliteit is nagenoeg volledig maar wel pijnlijk.
- De actieve mobiliteit is fors beperkt: anteflexie is maximaal 60°, abductie 60°, exorotatie 20° en endorotatie tot aan L1[1].
- Bij het testen van de kracht tegen weerstand zien we aanzienlijk krachtsverlies voor zowel de m. supraspinatus (3/5) als infraspinatus (3/5). De m. subscapularis is nog krachtig.

4.3 Aanvullend onderzoek

Het standaard radiografisch onderzoek toont een complete obliteratie[2] van de glenohumerale gewrichtsspleet en vernauwing van de acromiohumerale ruimte. De humeruskop is volledig superieur gemigreerd en maakt contact met het reeds verdunde acromion (◘fig. 4.1). De superieure migratie wijst op rotatorcuffinsufficiëntie.

Een aanvullend CT-onderzoek bevestigt een chronische rotatorcuffartropathie met uitgesproken botverlies en posterieure slijtage van het glenoid (◘fig. 4.2).

Om een beter beeld te krijgen en een eventuele prothese-ingreep beter te kunnen voorbereiden wordt de CT-scan gesegmenteerd en omgezet in een 3D-beeld (◘fig. 4.3). Hierdoor kan de chirurg de structurele afwijkingen ter hoogte van het glenoidale bot beter beoordelen en de plaatsing van een eventuele prothesecomponent nauwkeurig virtueel inplannen.

---

1 De endorotatie wordt gemeten door de hand zo hoog mogelijk op de rug te plaatsen en vervolgens de hoogte te noteren.
2 Obliteratie: dichtgroeiing, verschrompeling van een holte. In dit geval: verdwijnen van de gewrichtsspleet.

4.3 · Aanvullend onderzoek

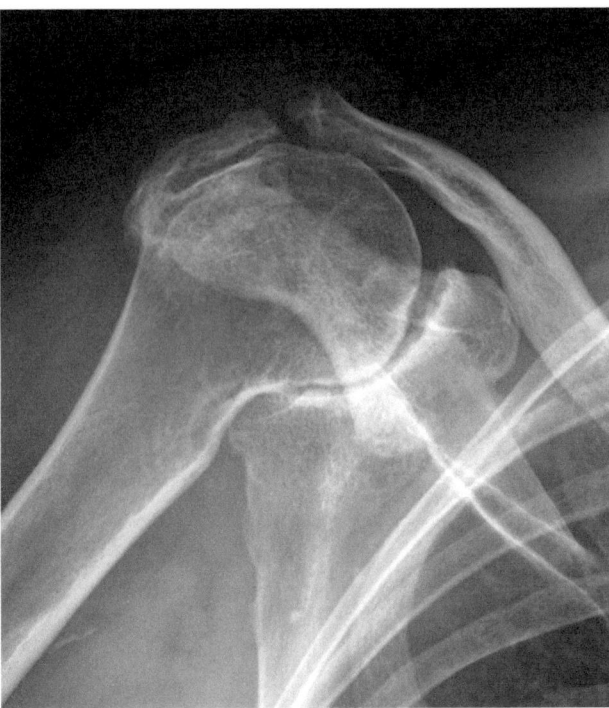

◘ **Figuur 4.1** De voor-achterwaartse röntgenfoto toont obliteratie van de glenohumerale gewrichtsspleet, vernauwing van de subacromiale ruimte en superieure migratie van de humeruskop.

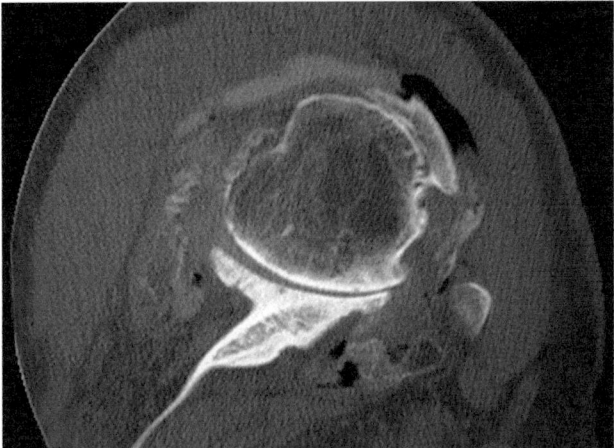

◘ **Figuur 4.2** Aanvullend CT-onderzoek bevestigt een chronische rotatorcuffartropathie met uitgesproken botverlies en posterieure slijtage van het glenoid.

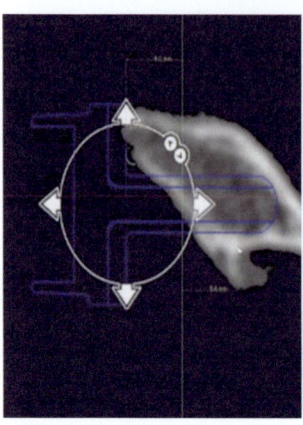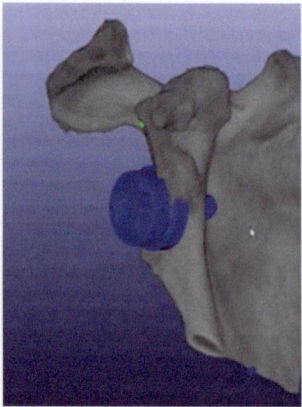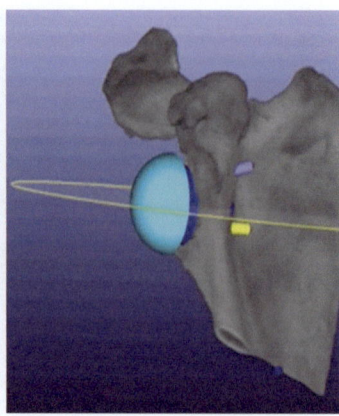

Figuur 4.3 De CT-scan wordt omgezet in een driedimensionaal beeld om plaatsing van een eventuele prothesecomponent virtueel te kunnen inplannen.

Diagnose

Chronische rotatorcuffscheurartropathie (RCTA) bij een bejaarde, maar nog actieve vrouw in goede algemene gezondheid.

4.4 Therapie

Gezien het falen van de conservatieve therapie, de negatieve impact van de klachten op het dagelijks functioneren en de levenskwaliteit van de patiënte, valt een heelkundige ingreep te overwegen. De enige oplossing is het plaatsen van een omgekeerde schouderprothese, waarmee zowel pijnverlichting als een verbeterde schouderfunctie kan worden verkregen.

Bij de omgekeerde schouderprothese wordt een bolvormige glenosfeer ter hoogte van het glenoid geïmplanteerd die articuleert met een gesteelde, humerale component met een proximale cup. Doordat het centrum van rotatie naar mediaal en inferieur wordt gebracht, kan de schouder tot 50 % meer deltoideuskracht ontwikkelen en kan er weer een goede elevatie en abductie verkregen worden ondanks afwezigheid van de rotatorcuffspieren.

Bij deze patiënte is de slijtage ter hoogte van de glenoidale zijde echter dermate uitgesproken, dat het bot geen component kan dragen. Hiervoor is een bijkomende botopbouw nodig. In haar geval wordt preoperatief gebruikgemaakt van virtuele planningssoftware waarmee de plaatsing van de botgreffe[3], het implantaat en de schroeven zeer nauwkeurig kan worden voorbereid. Tijdens de ingreep kan de chirurg gebruikmaken van patiëntspecifiek instrumentarium (PSI) waarmee het preoperatieve plan accuraat kan worden uitgevoerd.

De operatie (◘ fig. 4.4) verloopt zonder complicaties.

---

3 Greffe: ent, transplantaat.

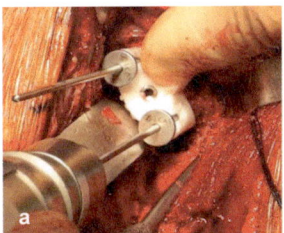 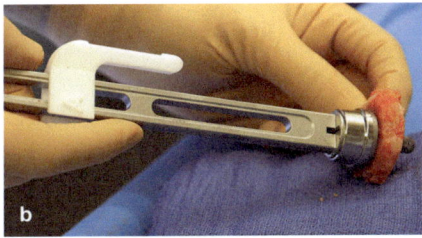 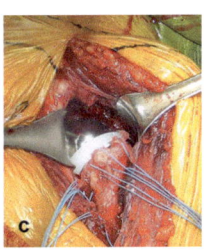

Figuur 4.4 a De preparatie van het glenoid wordt uitgevoerd met een patiëntspecifiek instrument dat de chirurg begeleidt. b De glenoidale component en de botgreffe zelf worden ingebracht met een patiëntspecifieke houder, waardoor de positie erg accuraat is. c Op het einde van de ingreep wordt de prothese gereduceerd[4] en is het schoudergewricht opnieuw stabiel.

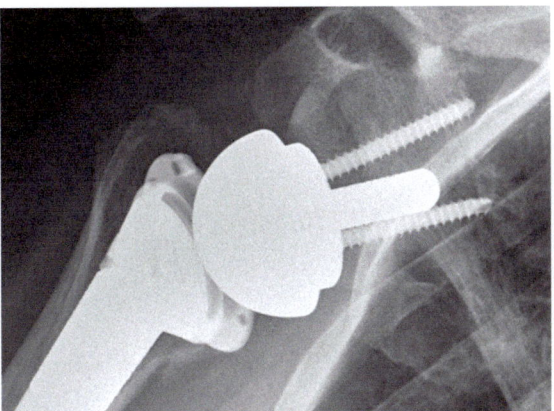 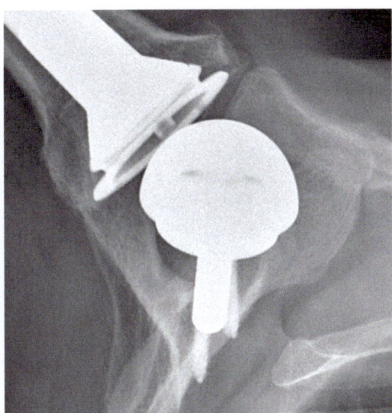

Figuur 4.5 De röntgenfoto toont een goede stand van de prothese.

Follow-up

De eerste zes weken dient de patiënte een abductieverband te dragen ter bescherming. In deze periode zijn alleen zachte mobilisaties van hand, pols en elleboog en pendeloefeningen ter hoogte van de schouder toegestaan om de ingroei van de botgreffe en prothesecomponent mogelijk te maken. In alle andere klassieke gevallen, waarbij geen botgreffe is gebruikt, kan er al sneller begonnen worden met passieve en geleid actieve mobilisaties.

De eerste zes weken

Na zes weken worden ter controle röntgenfoto's gemaakt (fig. 4.5). Deze tonen een goede stand van de prothese. Nu kan het verband volledig weggelaten worden en mag de fysiotherapie uitgebreid worden. Hierbij wordt gewerkt aan herstel van de passieve mobiliteit, voornamelijk voor wat de elevatie in het scapulaire vlak betreft. Interne rotatie blijft gewoonlijk beperkt. Actief geassisteerde en actieve oefentherapie worden toegepast tot drie maanden postoperatief.

Zes weken tot drie maanden

Na drie maanden kan de fysiotherapeut/kinesitherapeut beginnen met spierversterkende oefeningen van de m. deltoideus (de rotatorcuffspieren functioneren immers niet meer) en functionele oefentherapie.

Na drie maanden

---

4 Reduceren: terugbrengen, reponeren.

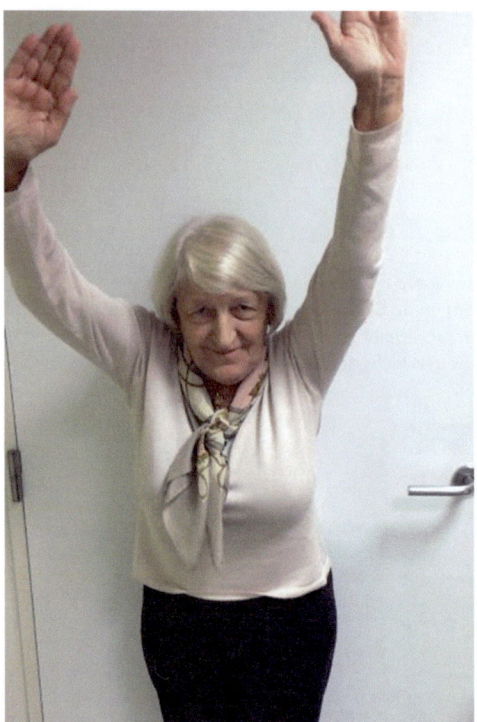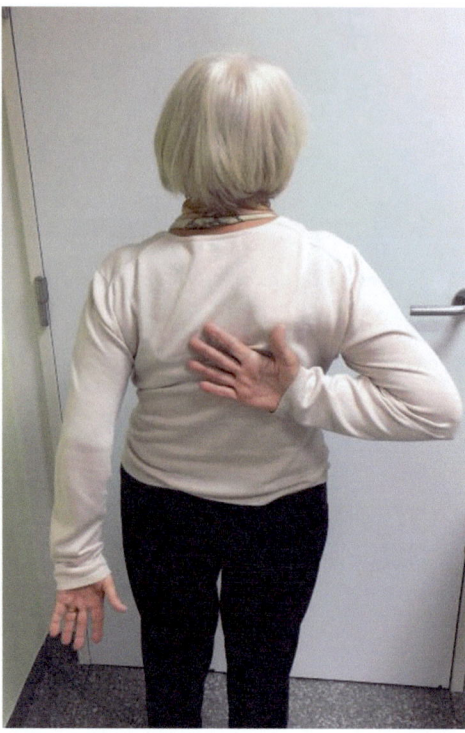

◘ **Figuur 4.6** Na zes maanden heeft de patiënte goed klinisch resultaat. De elevatie is zeer acceptabel en de endorotatie is zelfs normaal (foto met toestemming van MoRe Foundation).[5]

Na zes maanden

Na zes maanden heeft de patiënte een goed klinisch resultaat. De elevatie is zeer acceptabel en de endorotatie is zelfs normaal (◘fig. 4.6). Ze kan nu weer nagenoeg pijnvrij haar dagelijkse activiteiten uitvoeren.

Het revalidatieprogramma staat in ▶bijlage I beschreven.

---

5 MoRe foundation: Stichting Orthopedie AZ Monica (Antwerpen): stichting ter ondersteuning van klinisch-wetenschappelijk onderzoek binnen de vakgebieden orthopedie en traumatologie.

Een 79-jarige vrouw met een omgekeerde schouderprothese

Tom Haagmans en Koos van Nugteren

Samenvatting

Een schouderprothese wordt niet alleen geplaatst in geval van ernstige artrose of rotatorcuffrupturen. Soms moet een prothese geplaatst worden vanwege destructie van de schouderkop door een trauma. Deze casus is hiervan een voorbeeld. Verder beschrijft dit hoofdstuk een beruchte complicatie bij een patiënt die in eerste instantie niet goed wordt gerevalideerd en bij wie het misgaat: de prothese luxeert. Het is belangrijk te weten hoe een dergelijke postoperatieve luxatie voorkomen kan worden.

5.1 Inspectie – 27

5.2 Algemene palpatie – 27

5.3 Functieonderzoek – 27

5.4 Aanvullend onderzoek – 28

5.5 Therapie – 29

5.6 Follow-up – 30

5.7 Bespreking – 30

Literatuur – 31

© Bohn Stafleu van Loghum, onderdeel van Springer Media BV 2017
K. van Nugteren et al., *Kunstgewrichten: bovenste extremiteit*, Orthopedische Casuïstiek,
DOI 10.1007/978-90-368-1631-1_5

> Een 79-jarige vrouw viel van de keldertrap en kwam daarbij ongelukkig op haar schouder terecht. Zij werd naar het plaatselijke ziekenhuis gebracht, waar een röntgenfoto werd gemaakt van de thorax en de beide schouders (◘ fig. 5.1). Hierop was duidelijk een humeruskopfractuur te zien. Met een CT-scan (◘ fig. 5.2) werd de positie van de gefractureerde botdelen bepaald: de humeruskop was in vier delen gebroken. De breuk was zodanig, dat de bloedvoorziening van de humeruskop in gevaar zou komen als een reconstructie van de kop zou worden toegepast. Daardoor zou gemakkelijk een avasculaire necrose kunnen ontstaan. De enige optie was een nieuwe schouder ofwel een endoprothese. Aangezien de kwaliteit van de rotatorcuff-musculatuur slecht was – de pees van de m. supra- en infraspinatus was volledig geruptureerd – koos men voor een inverse schouderprothese ofwel een omgekeerde schouderprothese. De resultaten van een dergelijke prothese zijn na een dergelijke fractuur meestal goed of, bij ernstige fracturen, acceptabel [1, 2].

Omgekeerde schouderprothese

Als er geen rotatormanchet meer aanwezig is, kunnen glenohumerale bewegingen vrijwel alleen door contractie van de m. deltoideus plaatsvinden. Bij aanspanning van alleen deze spier ontstaat echter een craniaalwaartse verschuiving van de humeruskop, waardoor deze tegen het acromion aanloopt. Om dit te voorkomen is de omgekeerde schouderprothese ontworpen. Hierbij plaatst men een metalen kop op het scapula en een kom van polyethyleen op de humerus. De nieuwe kom bevindt zich bij een afhangende arm onder de kop (◘ fig. 5.3) en kan dus niet naar craniaal transleren als de m. deltoideus wordt aangespannen. Subacromiaal impingement wordt hiermee voorkomen. Het voordeel van deze prothese is dat de arm maar door één spier, de m. deltoideus, bediend kan worden. De keerzijde is een verminderde mobiliteit: volledige elevatie is bij deze prothese niet meer mogelijk.

De m. subscapularis

Een omgekeerde prothese wordt, zoals gezegd, geplaatst als de rotatorcuff-musculatuur niet meer goed functioneert. Opvallend vaak is bij een rotatorcuff-ruptuur de m. subscapularis als enige nog intact. Deze spier moet echter tijdens de operatie los geprepareerd worden om toegang te krijgen tot het schoudergewricht. Daarna wordt de spier weer teruggeplaatst en gehecht. De m. subscapularis is van belang voor de stabiliteit van het gewricht en maakt actieve *eindstandige* endorotatie mogelijk. Rond de eindstand van het gewricht is de m. pectoralis major als endorotator namelijk actief insufficiënt (◘ fig. 5.4).

De patiënte werd geopereerd en koos ervoor na de operatie direct naar huis te gaan. Zij werd niet, zoals gebruikelijk was, gerevalideerd in het revalidatiecentrum. Om de schouder te mobiliseren kreeg zij een speciale bewegingsstoel, waarin enkele malen per dag de schouder passief werd bewogen. Pas vier weken na de operatie meldt zij zich bij ons op de fysiotherapie.

▪▪ Status praesens

In rust heeft zij op dit moment nauwelijks pijn en zij kan ook 's nachts goed doorslapen. Echter, zij kan niets met de arm doen. Iedere beweging provoceert pijn.

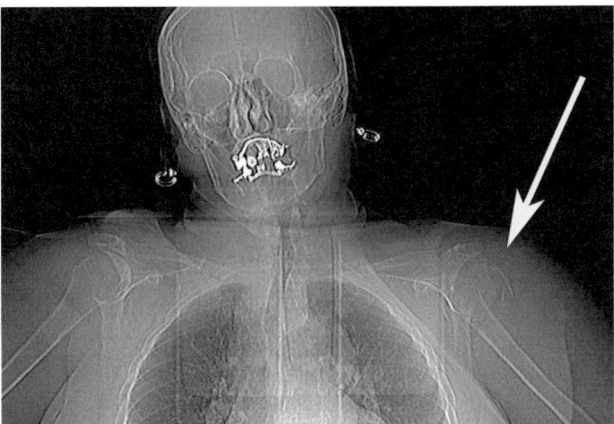

Figuur 5.1 De conventionele röntgenfoto toont een linkszijdige humeruskopfractuur.

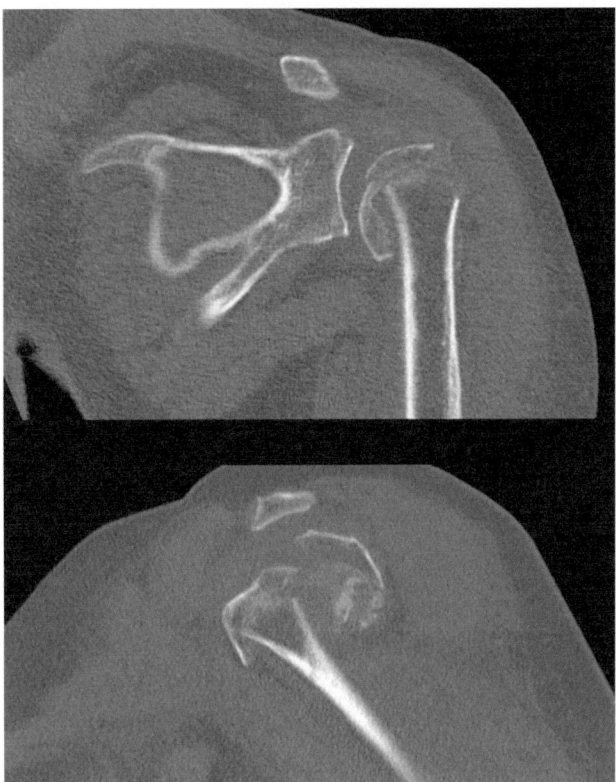

Figuur 5.2 Twee coupes van de CT-scan tonen nog duidelijker de ernst van de fractuur.

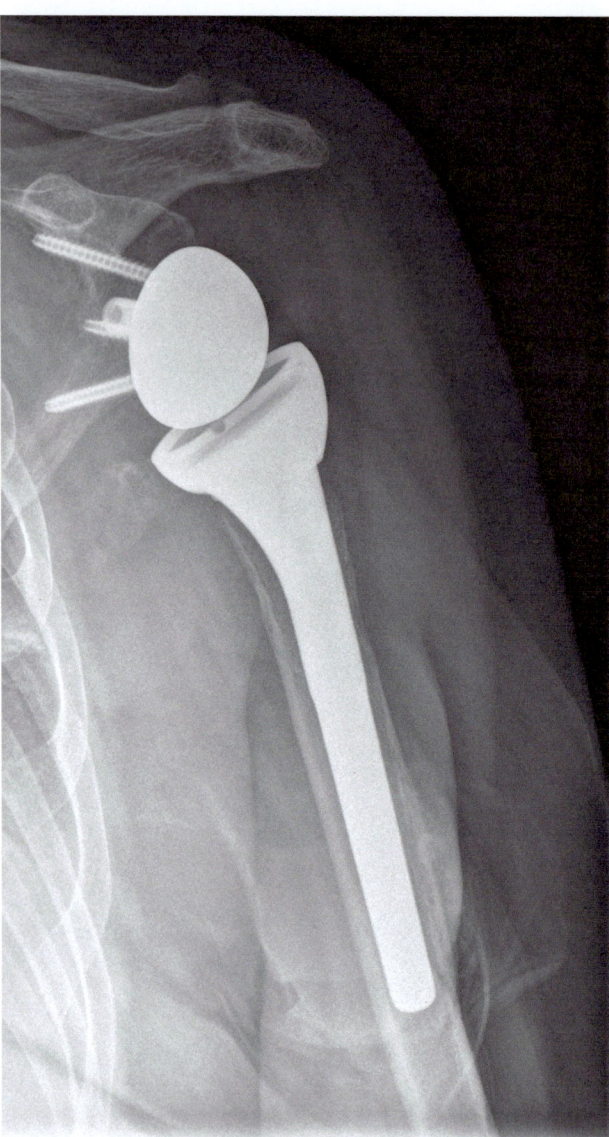

Figuur 5.3 Conventionele röntgenfoto van een omgekeerde schouderprothese. De kom bevindt zich onder de kop en kan niet naar craniaal transleren bij contractie van de m. deltoideus.

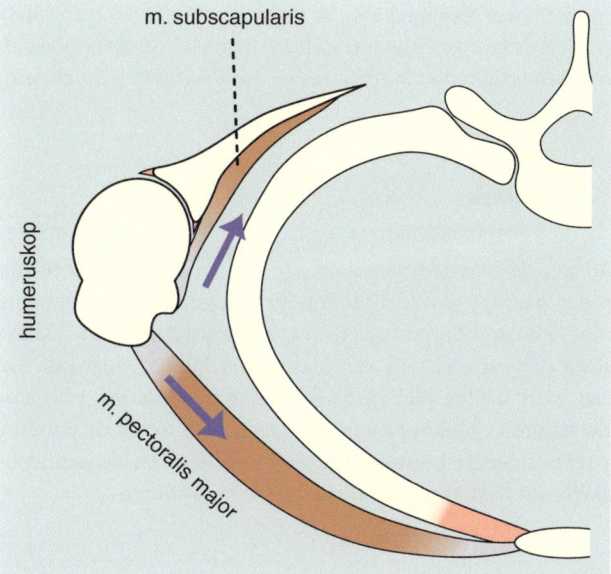

Figuur 5.4 Bovenaanzicht van de romp, het schouderblad en de humerus in vrijwel eindstandige endorotatie: de m. pectoralis major is actief insufficiënt terwijl de m. subscapularis nog endorotatiekracht kan genereren.

5.1 Inspectie

De schouder is gezwollen. Het litteken bevindt zich aan de ventrale zijde van de schouder. De arm wordt met gebogen elleboog krampachtig tegen het lichaam gehouden.

5.2 Algemene palpatie

- De schouder voelt warm aan.
- Er is pijn aan de voorzijde van de schouder.
- Het litteken is verkleefd en drukpijnlijk.

5.3 Functieonderzoek

- Actieve elevatie is 25° mogelijk.
- Actieve exorotatie is 0° mogelijk.
- Passief is er meer beweging: elevatie in het scapulaire vlak is 70°, en de exorotatie 10°.
- Bij de elevatie is een knakkend geluid te horen.
- De spierkracht is minimaal, in ruglig is bijvoorbeeld *placing*[1] van de arm in anteflexie niet mogelijk.

---

1 Na het passief plaatsen van een ledemaat in een bepaalde positie, wordt deze actief vastgehouden.

Bij bewegen voelt het gewricht zeer instabiel aan, er ontstaan duidelijke translaties glenohumeraal. Wij adviseren deze mevrouw om zich opnieuw bij de orthopedisch chirurg te melden. Door omstandigheden kan zij pas na twee weken bij de chirurg terecht.

5.4 Aanvullend onderzoek

Er wordt een röntgenfoto van de schouder gemaakt. De endoprothese blijkt te zijn geluxeerd (◉ fig. 5.5). Onder narcose wordt de schouder gereponeerd. De patiënte moet vervolgens een abductiekussen dragen om te voorkomen dat opnieuw luxatie optreedt. 's Nachts heeft zij daar zoveel pijn van, dat zij het kussen weghaalt. De volgende morgen ontstaat weer hevige pijn in de schouder. Een nieuwe röntgenfoto wordt gemaakt en de schouder blijkt opnieuw geluxeerd. Nu wordt de patiënte geopereerd. De chirurg reconstrueert hierbij het gewrichtskapsel en de aanhechting van de m. subscapularis om herhaling van de luxatie te voorkomen.

Niet exoroteren!

> **Luxatierisico: preventie**
> Voor alle typen schouderprothesen geldt dat de exorotatie, passief en actief, in de eerste drie weken niet meer dan 20° mag bedragen. Drie tot zes weken na de operatie mag de exorotatie niet meer dan 45° bedragen. Bij verdere exorotatie ontstaat namelijk rek van de, bij de operatie gehechte, m. subscapularis. Deze spier wordt bij het plaatsen van de prothese los geprepareerd en daarna weer gere-insereerd. De hechting blijft minstens zes weken kwetsbaar. Scheuring van deze hechting en van het anterieure kapsel geeft risico op luxatie.
> Ook geforceerde *endorotatie*, passief en actief, is de eerste zes weken niet toegestaan vanwege het risico op luxatie (▶ bijlage I).

Na de operatie zijn de bewegingen als volgt:
- Actieve elevatie: 20°.
- Actieve exorotatie: 0°.
- Passieve elevatie: 50°.
- Passieve exorotatie: 10°.
- De schouder voelt nu goed aan bij bewegen, er is ook geen knakkend geluid meer.

> **Diagnose**
> Status na reconstructie van het gewrichtskapsel na luxatie van een recent geplaatste omgekeerde schouderprothese.

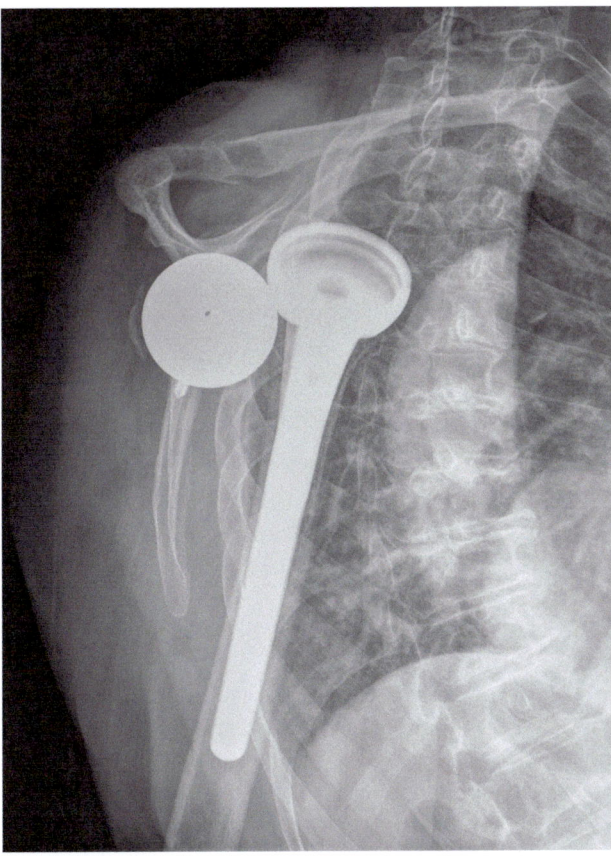

Figuur 5.5 Conventionele röntgenfoto van de schouderprothese: deze blijkt geluxeerd.

5.5 Therapie

Postoperatief krijgt de patiënt een draagverband. Zij mag dit verband in de eerste zes weken dragen voor het eigen comfort. Zij wordt echter gestimuleerd het draagverband regelmatig en steeds vaker af te doen om te kunnen oefenen. De oefeningen bestaan uit passieve en geleid actieve mobilisaties van het schoudergewricht op geleide van de pijn. Hiervoor gelden wel een paar beperkingen:

- Exorotatie wordt nooit geforceerd. Voorzichtige mobilisatie vindt pas na drie weken plaats, waarbij geleidelijk de mobiliteit wordt verhoogd tot 45° na zes weken. Voorzichtigheid is geboden om rek op het gewrichtskapsel dat tijdens de operatie gehechte is en op de m. subscapularis, te voorkomen.
- Eindstandige actieve en passieve endorotatie zijn niet toegestaan. De patiënt mag de hand dus niet op de rug brengen. Dit brengt namelijk twee gevaren met zich mee: enerzijds contraheert hierbij de m. subscapularis, wat een gevaar oplevert voor de hechtingen, anderzijds kan hierbij opnieuw een luxatie optreden.

De eerste zes weken

Na zes weken Na zes weken zijn alle bewegingsuitslagen toegestaan. Mobiliserende oefeningen zijn nu gericht op verder herstel van de passieve mobiliteit. Dit lukt meestal niet volledig. Vaak blijft de endorotatie enigszins beperkt. Actief en tegen weerstand zal de exorotatiemogelijkheid definitief beperkt blijven door functieverlies van drie rotatorcuffspieren: de mm. supraspinatus, infraspinatus en teres minor functioneren immers niet meer.

Na drie maanden Na drie maanden wordt begonnen met spierversterkende oefeningen, vooral gericht op de m. deltoideus. Verder worden oefeningen gegeven gericht op functioneel herstel.

In ▶bijlage I staat het volledige revalidatieprogramma van de totale schouderprotheseoperatie [3].

5.6 Follow-up

Na drie weken Het herstel verloopt bij deze patiënte vrij traag. Na drie weken kan zij haar arm actief circa 40° eleveren. Passief is circa 70° mogelijk. De mobiliserende oefeningen worden uiterst voorzichtig toegepast vanwege de voorgeschiedenis van luxaties bij deze patiënte.

Na zes weken Actieve elevatie is nu circa 80° mogelijk, passief 100°. Er wordt nu wat intensiever gewerkt aan het verbeteren van de mobiliteit.

Na drie maanden De mobiliteit is na drie maanden weer wat verder toegenomen. Actieve elevatie is circa 90°, passief 130°. Vanaf nu wordt aandacht besteed aan het versterken van de m. deltoideus.

Na een half jaar Weer is de mobiliteit verbeterd. Actieve elevatie: 110° en passief 150°. Zij kan nu met enige moeite de arm in endorotatie op de rug brengen. Haren kammen is mogelijk en zij kan lichte voorwerpen iets boven haar hoofd in de kast zetten met de aangedane arm.

5.7 Bespreking

Een proximale humerusfractuur waarbij sprake is van drie of vier botfragmenten vormt een moeilijk te behandelen letsel. Het terugplaatsen en fixeren van de botfragmenten is lastig. Het eindresultaat wordt vaak instabiel, vooral bij oudere patiënten. Avasculaire kopnecrose komt regelmatig voor ten gevolge van verstoorde doorbloeding van de botfragmenten. Bij een kopnecrose gaan het tuberculum majus en minus verloren en daarmee ook de inserties van de rotatorcuffspieren. Elevatie van de arm is daarmee onmogelijk geworden. Een hemiartroplastiek heeft als nadeel dat, door afwezigheid van rotatorcuff-functie, de elevatie onmogelijk blijft. Daarom wordt vaak gekozen voor de omgekeerde schouderprothese. Dit is een veel ingrijpender operatie dan een hemiartroplastiek, aangezien bij de omgekeerde schouderprothese ook de kom moet worden vervangen. De indruk bestaat echter dat de omgekeerde schouderprothese op den duur betere resultaten geeft dan de hemiartroplastiek. Langdurig toegepaste fysiotherapie/kinesitherapie na de operatie is essentieel [2].

Literatuur

1 Ross M, Hope B, Stokes A, Peters SE, McLeod I, Duke PF. Reverse shoulder arthroplasty for the treatment of three-part and four-part proximal humeral fractures in the elderly. J Shoulder Elbow Surg. 2014. pii:S1058-2746(14)00319-X.
2 Iacobellis C, Berizzi A, Biz C, Camporese A. Treatment of proximal humeral fractures with reverse shoulder arthroplasty in elderly patients. Musculoskelet Surg. 2014. [Epub ahead of print].
3 Riet R van, Verborg O, Cools A, Hendrickx E. Schouder en elleboog, chirurgie en postoperatieve revalidatie. Hoofdstuk 9. Leuven/DenHaag: Acco; 2011.

Persisterende pijn en bewegingsbeperking, een jaar na een gecompliceerde elleboogfractuur

Roger van Riet

Samenvatting

Dit hoofdstuk beschrijft een patiënte met destructie van het ellebooggewricht ten gevolge van een gecompliceerde intra-articulaire fractuur. Fixatie van de botdelen door middel van osteosynthetisch materiaal leidt niet tot het gewenste resultaat. Wat is nu de beste therapie?

6.1 Inspectie – 34

6.2 Algemene palpatie – 34

6.3 Functieonderzoek – 34

6.4 Palpatie – 34

6.5 Aanvullend onderzoek – 34

6.6 Therapie – 36

6.7 Postoperatief – 37

© Bohn Stafleu van Loghum, onderdeel van Springer Media BV 2017
K. van Nugteren et al., *Kunstgewrichten: bovenste extremiteit*, Orthopedische Casuïstiek,
DOI 10.1007/978-90-368-1631-1_6

> Voor het indraaien van een lamp gebruikte een 70-jarige vrouw een stoel om bij het plafond te kunnen komen. Zij verloor haar evenwicht, viel van de stoel en kwam hoogst ongelukkig op haar arm terecht. Direct was duidelijk dat de arm gebroken was en zij bezocht onmiddellijk de spoedeisende hulpafdeling van het plaatselijke ziekenhuis, waar direct röntgenfoto's werden gemaakt. Snel was duidelijk dat hier sprake was van een gecompliceerde, distale, intra-articulaire humerusfractuur (◘fig. 6.1). Om een goede reductie te krijgen moest behalve een fixatie van de gefractureerde botstukken ook een osteotomie van het olecranon worden uitgevoerd.

> In het volgende jaar bleef de elleboog erg pijnlijk en de functie zeer beperkt. Een jaar na het trauma en de operatie werd de patiënte voor verdere therapie verwezen naar een elleboogspecialist.

6.1 Inspectie

De elleboog is gezwollen en er zijn misvormingen zichtbaar aan het gewricht. Een litteken van een operatiewond is zichtbaar aan de achterzijde. De wond zelf is goed genezen.

6.2 Algemene palpatie

De elleboog is warmer dan die aan de contralaterale zijde.

6.3 Functieonderzoek

- Mobiliteit: flexie 80°, extensie 40°, zeer pijnlijk. Duidelijke crepitaties.
- Stabiliteit: niet te testen ten gevolge van pijn.
- Weerstandstests: niet te testen ten gevolge van pijn.
- Specifieke tests: geen.
- Onderzoek hand en pols: geen bijzonderheden.

6.4 Palpatie

Het osteosynthesemateriaal is goed palpabel. Bij palpatie blijkt dat na de fractuur goede anatomische verhoudingen verloren zijn gegaan. Er is sprake van een misvormde anatomie.

6.5 Aanvullend onderzoek

Een röntgenfoto (◘fig. 6.2) toont de status na een osteosynthese na een distale humerusfractuur. Er is sprake van destructie van het gewricht. Verder zijn er multiple calcificaties zichtbaar en ten slotte is er een non-union van de olecranonosteotomie.

6.5 · Aanvullend onderzoek

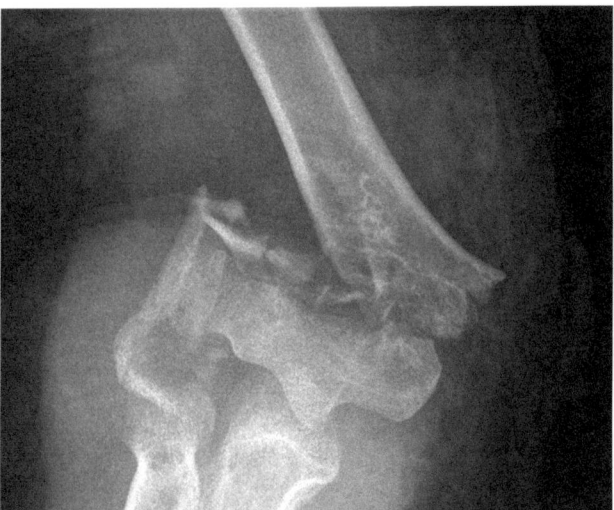

◘ **Figuur 6.1** Intra-articulaire distale humerusfractuur.

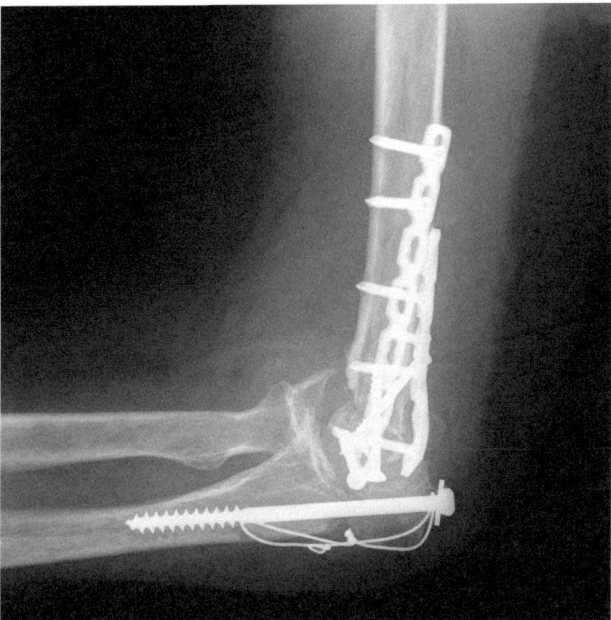

◘ **Figuur 6.2** De laterale röntgenfoto toont: osteosynthese van de distale humerusfractuur; een non-union van de proximale ulna; een uitgesproken posttraumatische artrose.

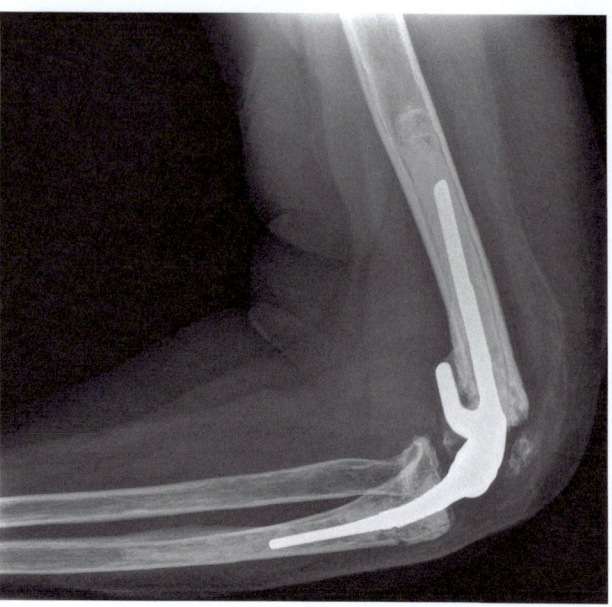

◘ **Figuur 6.3** De postoperatief genomen röntgenfoto van de elleboog toont een goede stand van de prothese.

Diagnose	
Ernstige posttraumatische artrose en een non-union na een olecranonosteotomie.	

6.6 Therapie

De behandeling van een vergevorderde, pijnlijke, posttraumatische artrose is operatief. Soms is het voldoende het osteosynthesemateriaal te verwijderen en dit te combineren met een artrolyse en artroplastiek. Hierbij wordt het kapsel partieel verwijderd en wordt de vorm van het gewricht aangepast door osteofyten en *loose bodies* te verwijderen.

Bij iemand ouder dan 65 jaar met een ernstige destructie van het gewricht, zoals bij deze patiënte, is een totale elleboogprothese aangewezen. Het is uiterst belangrijk eerst een subklinische infectie uit te sluiten door middel van bloedonderzoek. Bij deze patiënte werd ook nog eerst het osteosynthesemateriaal verwijderd en werden wekedelenculturen genomen. De culturen waren negatief. Enkele weken later werd de prothese geplaatst (◘fig. 6.3). Het proximale fragment van het olecranon had een te slechte kwaliteit om te fixeren. Het werd gereseceerd en de tricepspees werd via bottunnels aan de proximale ulna gefixeerd.

6.7 Postoperatief

Een elleboogprothese wordt gecementeerd en zit daarom direct vast. De elleboog dient direct – voorzichtig – gemobiliseerd te worden om het beste resultaat te krijgen. Na de operatie zijn wondproblemen en infectie de meest gevreesde complicaties en de mobilisatie van de elleboog mag niet worden doorgedreven totdat de wond volledig dicht is. Na twee weken worden de hechtingen verwijderd.

Omwille van de artificiële articulatie zijn er levenslang beperkingen. Repetitief heffen mag maximaal met een gewicht van 1,5 kg. Eenmalig heffen mag slechts tot een gewicht van maximaal 5 kg.

In ▶bijlage II staat de postoperatieve revalidatie van de totale elleboogprothese beschreven.

De totale elleboogprothese

Matthias Vanhees en Roger van Riet

Samenvatting

Dit hoofdstuk geeft een overzicht van wat we weten over de totale elleboogprothese, inclusief de geschiedenis, de typen prothesen die er bestaan, de indicaties om een prothese te plaatsen, de resultaten van een implantatie en de complicaties die kunnen voorkomen.

7.1 Inleiding – 40

7.2 De evolutie van de elleboogprothese – 40

7.3 Verschillende typen prothesen – 41

7.4 Indicaties – 42
7.4.1 Contra-indicaties – 43

7.5 Resultaten – 43

7.6 Complicaties – 44

7.7 Conclusie – 45

Literatuur – 45

© Bohn Stafleu van Loghum, onderdeel van Springer Media BV 2017
K. van Nugteren et al., *Kunstgewrichten: bovenste extremiteit*, Orthopedische Casuïstiek,
DOI 10.1007/978-90-368-1631-1_7

7.1 Inleiding

De elleboog wordt vaak als scharniergewricht omschreven. Dit is echter niet correct, want naast flexie en extensie is er ook enige rotatie van de ulna mogelijk ten opzichte van de humerus. Verder is er in varus- en valgusrichting ook een bepaalde beweeglijkheid.

De elleboog bestaat uit drie delen: de ulna, de radius en de humerus. Samen vormen zij een van de meest congruente gewrichten van het menselijke lichaam.

De drie delen hebben onderling drie verschillende raakpunten (ulno-humeraal, radio-humeraal en radio-ulnair), die elk een verschillende bijdrage leveren aan de beweeglijkheid en stabiliteit van de elleboog. Het belangrijkste gewricht voor de mobiliteit en stabiliteit is het ulno-humerale gewricht; dit is ook het grootste van de drie. Het radio-humerale gewricht is vooral belangrijk voor het overbrengen van krachten van de onderarm naar de humerus; zo wordt tot 60 % van de krachten bij steunen op de hand, overgebracht via het radio-humerale gewricht [1]. Het proximale radio-ulnaire gewricht bepaalt tevens de prosupinatie van de onderarm (samen met het distale radio-ulnaire gewricht in de pols).

De passieve stabiliteit van de elleboog wordt niet alleen bepaald door beenderige structuren, maar ook door ligamenten. De spieren zijn voor een groot deel verantwoordelijk voor de dynamische stabiliteit. Zo wordt valgusstress tijdens werpen onder andere verminderd door contractie van de m. flexor carpi ulnaris en de m. flexor digitorum superficialis [2].

De elleboogprothese (◘ fig. 7.1) moet ervoor zorgen dat de kenmerken van de normale elleboog zo goed mogelijk worden benaderd.

In Amerika is de plaatsing van elleboogprothesen van 1993 tot 2007 elk jaar met 6 tot 13 % toegenomen [3]. Deze trend heeft zich tot nu toe voortgezet.

7.2 De evolutie van de elleboogprothese

In de literatuur werden in 1970 voor het eerst resultaten gepubliceerd rond de moderne elleboogprothese. De chirurgische behandelopties bij destructie van het elleboogggewricht waren *voor* 1970 zeer beperkt. Vaak werd enkel de distale humerus vervangen of simpelweg verwijderd. Ook werd soms een interpositionele artroplastiek[1] uitgevoerd. Deze ingrepen bleken echter onbetrouwbaar. Daarom ging men op zoek naar een andere mogelijkheid om het elleboogggewricht te vervangen door een volwaardige prothese, maar de eerste resultaten waren teleurstellend.

Dee slaagde er in 1972 voor het eerst in om totale prothesen te plaatsen met goede resultaten [4]. Hij was de eerste die de prothese fixeerde met cement, zodat loslating van de componenten van de prothese minder snel optrad. Hierna volgden veel verschillende ontwerpen die één ding gemeenschappelijk hadden: de humerale en ulnaire componenten waren als een scharnier met elkaar verbonden. Zoals we eerder al vermeld hebben, verschilt de biomechanica van de elleboog echter van die van een scharniergewricht. Hierdoor werden er te veel krachten uitgeoefend op de componenten, waardoor vroegtijdig falen optrad.

---

1   Artroplastiek: operatie ter verbetering van een misvormd gewricht.

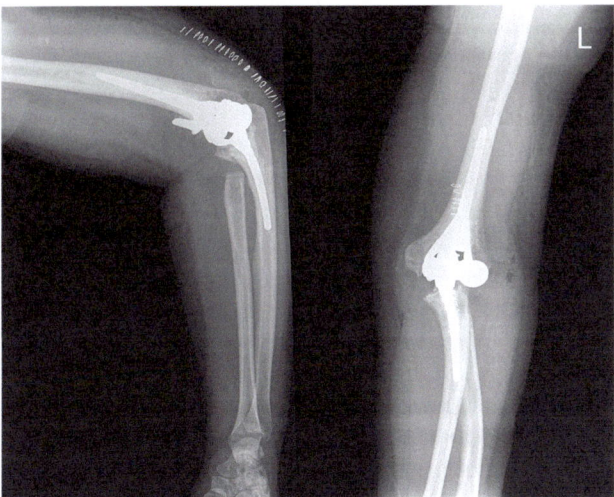

☐ **Figuur 7.1** Twee conventionele röntgenfoto's van een totale elleboogprothese.

De volgende stap in de evolutie was de ontwikkeling van de tricompartimentele prothese zonder scharnier, die de elleboog anatomisch meer benaderde. Dit type vertoonde helaas ook veel problemen, met een complicatieratio van 55 %, wegens een gebrek aan kennis van de biomechanica [5, 6]. Het grootste probleem was instabiliteit, waardoor luxaties of vroegtijdige loslating optraden.

Stilaan werd meer bekend over de biomechanische kennis van de elleboog en werd er een nieuwe stap in de evolutie van de prothese gezet door Morrey. Hij ontwikkelde in 1979 het *sloppy hinge*-concept. Het betrof een scharnierprothese met een intrinsieke mobiliteit van 7° varus-valgusrichting. Het tweede nieuwe aan deze prothese was een uitloper die tegen de anterieure cortex van de humerus werd geplaatst. De twee innovaties zorgden voor een langere levensduur van de prothese en een duidelijke afname van de complicaties. Deze principes worden nog steeds toegepast op de huidige prothesen.

7.3 Verschillende typen prothesen

Er zijn verschillende typen elleboogprothesen, die op verschillende manieren ingedeeld kunnen worden.

Het gemakkelijkste is een onderscheid te maken tussen verbonden en niet-verbonden prothesen. Bij de verbonden prothesen zijn de humerale en ulnaire component met elkaar verbonden door een scharnier. Bij de niet-verbonden prothesen is er geen scharnier aanwezig en wordt de stevigheid bepaald door de articulerende oppervlakken en de weke delen van de elleboog (ligamenten en spieren). Om varus- en valgusmobiliteit toe te laten, mag het articulerende oppervlak niet breed zijn. Het gevolg daarvan is echter dat de krachten worden verdeeld over een relatief klein oppervlak, waardoor sneller slijtage kan optreden. Daarom krijgen patiënten met dit type prothese een verbod om meer dan 5 kilogram eenmalig te tillen en maximaal 1,5 kilogram repetitief te tillen. Dit is het grootste nadeel van dit type prothese.

Verbonden en niet-verbonden

Rigide en semirigide

Verder kan men de scharnierprothesen ook nog indelen op basis van stijfheid. Deze indeling werd vooral vroeger gebruikt. De eerste scharnierprothesen waren *rigide prothesen*, aangezien het scharnier enkel flexie-extensie toeliet. Maar zoals we eerder al aanhaalden, leidde dit tot vroegtijdige loslating. De volgende generatie scharnierprothesen liet wel mobiliteit toe in de varus- en valgusrichting en moet dus ingedeeld worden in de groep *semirigide prothesen*. De huidige scharnierprothesen zijn soms zelfs minder rigide dan de niet-verbonden prothesen [7].

De biomechanica van de elleboog wordt nog steeds verder onderzocht en die kennis wordt gebruikt om de prothesen te optimaliseren. Ook onderzoekt men de prothesen die gereviseerd moeten worden (vanwege loslating, infectie of slijtage) om de oorzaak van falen te achterhalen [8]. Verder wordt het slijtagepatroon onderzocht, zodat men de belasting van de prothesen kan ontleden [9].

Recent zijn er ook prothesen verschenen die toelaten om de twee componenten van de prothese vrij te laten of te verbinden, afhankelijk van de patiënt. De voordelen van deze prothese dienen echter nog onderzocht te worden.

Ten slotte probeert men momenteel ook op geleide van CT-scans de onderdelen van de prothese meer accuraat en consistent te plaatsen. Een beter alignment van de prothese zou de resultaten (slijtage, instabiliteit en loslating) nog verder kunnen verbeteren [10].

7.4 Indicaties

De indicatie voor het plaatsen van een elleboogprothese is meestal destructie van het gewricht, maar de doorslaggevende factoren zijn *functieverlies en pijn*. Meestal worden deze veroorzaakt door reumatoïde artritis, (posttraumatische) osteoartrose of non-union. Zoals bij protheschirurgie voor andere gewrichten wordt deze optie pas overwogen als andere mogelijke behandelingen gefaald hebben. Uit de literatuur blijkt dat de beste resultaten bereikt worden als de prothese geplaatst wordt bij een patiënt ouder dan 65 jaar [11]. Ook mag de patiënt de geopereerde elleboog niet te zwaar belasten met het oog op een gunstige langetermijnoverleving [12].

Reumatoïde artritis

Een belangrijke indicatie voor het plaatsen van een elleboogprothese is reumatoïde artritis. Veel patiënten die lijden aan reumatoïde artritis en in aanmerking komen voor een elleboogprothese, zijn jonger dan 65 jaar: niet ideaal dus. De prothese wordt echter minder belast dan normaal omdat vaak ook andere gewrichten ter hoogte van de arm aangetast zijn. Uit studies blijkt dat de elleboog bij 20 tot 50 % van de patiënten met reumatoïde artritis is aangetast [13]. Omdat de weke delen progressief bij het ziekteproces betrokken zijn, ondersteunen ze de elleboog vaak onvoldoende. Verschillende studies hebben aangetoond dat verbonden prothesen hiervoor betere resultaten geven, zeker op het gebied van instabiliteit en loslating [14, 15].

De laatste jaren is er een duidelijke daling van de protheschirurgie bij reumatoïde artritis. Dit is toe te schrijven aan de toenemende effectiviteit van geneesmiddelen enerzijds en de goede resultaten van artroscopische synovectomie, al dan niet met radiuskopresectie, anderzijds.

Primaire artrose

De prevalentie van primaire artrose van de elleboog bedraagt 2 % en is dus beduidend lager dan primaire artrose ter hoogte van de heup of de knie [16]. Hoewel eerder werd gedacht dat meestal het radio-humeraal gewricht aangetast werd, is nu gebleken dat, met name bij arbeiders, artrose voornamelijk optreedt in het ulno-humeraal gewricht [17]. Zoals bij andere gewrichten ook geldt, zijn pijn en functieverlies de voornaamste indicaties voor een prothese. Vaak wordt echter ook voldoende resultaat bereikt met andere heelkundige technieken, zoals open of artroscopisch debridement [18]. Dit is zeker *niet* het geval bij een intra-articulaire fractuur.

Uit een recent prospectief gerandomiseerde studie blijkt dat bij primaire plaatsing van een prothese na een intra-articulaire fractuur bij patiënten ouder dan 65 jaar, er betere resultaten, minder complicaties [19] en minder revisies te verwachten zijn [20], dan met een osteosynthese. Verder blijkt de overleving van een elleboogprothese beter te zijn en blijken er minder complicaties te zijn bij *primaire* plaatsing, vergeleken met plaatsing na falen van andere therapieën [21, 22]. Intra-articulaire fracturen bij ouderen zijn dus een goede indicatie voor plaatsing van een elleboogprothese. Dit geldt ook voor extra-articulaire fracturen bij ouderen bij wie voordien reeds uitgesproken artrose aanwezig was. Er kan een verbonden of niet-verbonden prothese geplaatst worden [23], maar intuïtief wordt vaak gekozen voor verbonden prothesen [24].

Intra-articulaire fractuur

Non-union na een fractuur van de distale humerus wordt bij voorkeur behandeld door middel van interne fixatie. In sommige gevallen is dit onmogelijk en geeft een verbonden, semirigide prothese goede resultaten [25].

Non-union

7.4.1 Contra-indicaties

Uiteraard zijn er ook gevallen waarin bij voorkeur *niet* gekozen wordt voor een prothese. Een actieve infectie van de elleboog is een *absolute* contra-indicatie. Huidproblemen, zoals meerdere littekens en adhesies tussen bot en huid, samen met verlamming van de musculatuur en een gebrek aan motivatie bij de patiënt zijn *relatieve* contra-indicaties [26].

7.5 Resultaten

Uit verschillende bronnen blijkt dat goede, reproduceerbare resultaten worden behaald op het gebied van pijn en functie. De meerderheid (70–93 %) van de patiënten heeft op midden- en lange termijn geen of slechts milde pijn. Zowel flexie als extensie verbeteren meestal tot een functionele beweeglijkheid van minstens 30° extensie tot meer dan 130° flexie. Tevens kan een goede functionele score verwacht worden bij het gebruik van zowel verbonden [27] als niet-verbonden [28] prothesen.

Om de resultaten na een elleboogprothese te kunnen beoordelen wordt vaak gebruikgemaakt van een vragenlijst. Meestal gebruikt men de Mayo Clinic-elleboogscore: dit is een functionele evaluatie van de elleboog op basis van pijn, mobiliteit, stabiliteit en functie van de elleboog op een schaal van 100. Men spreekt van een uitstekende functie bij een score hoger dan 90, een goede functie bij een score tussen 75 en 89, en een matige en slechte functie bij een respectievelijke scores van minder dan 75 en 60.

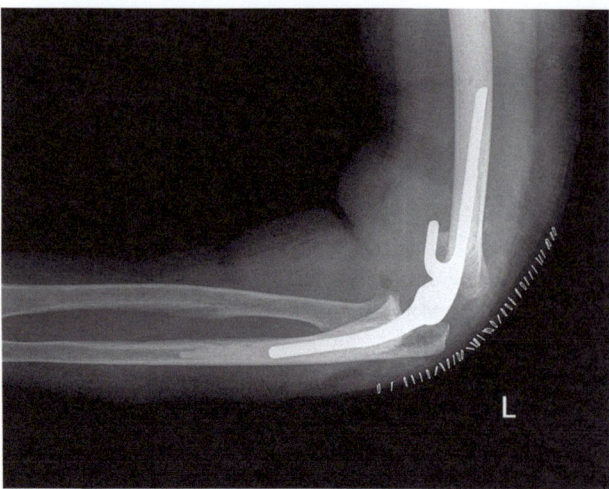

Figuur 7.2 De Coonrad-Morreyprothese. Dit type prothese heeft een tienjaarsoverlevingskans van 92 %.

In vergelijking met eerdere ontwerpen is de duurzaamheid van de elleboogprothese sterk verbeterd. Zo ligt de tienjaarsoverleving op 92 % bij de Coonrad-Morreyprothese (Zimmer, USA) [29] (◘ fig. 7.2) en op 77–85 % bij de Souther-Strathclydeprothese [30, 31]. Dit is inmiddels bijna vergelijkbaar met de tienjaarsoverleving van de algemeen geaccepteerde totale heup- (96 %) [32] en knieprothesen (98 %) [33].

7.6 Complicaties

De meest voorkomende complicaties na plaatsing van een elleboogprothese zijn instabiliteit, loslating, infectie en nervus ulnarisirritatie.

Infectie

Bij sommige populaties wordt 1 tot 12 % van de elleboogprothesen gecompliceerd door een infectie. Dit is een hoog cijfer, ook in vergelijking met andere prothesen. Verschillende factoren kunnen hiervoor verantwoordelijk zijn. Zo ligt de elleboog erg oppervlakkig onder de huid en zijn veel patiënten voor het plaatsen van de prothese reeds enkele keren aan de elleboog geopereerd, waardoor ze vaak ook huidproblemen hebben.

Ten slotte hebben reumapatiënten, die immunomodulatoren innemen, meer kans op infecties. Zoals bij heup- of knieprothese is de behandeling van een infectie volgens een vooropgesteld algoritme superieur aan de behandeling zonder een algoritme [34].

Loslating

De meest voorkomende complicatie bij prothesechirurgie in het algemeen is loslating, en ook de elleboogprothese ontsnapt hieraan niet. Na tien jaar komt gemiddeld 17 % van de implantaten los. De ulnaire component is het meest aangedaan.

Instabiliteit

Zoals we reeds eerder hebben vermeld, is instabiliteit een mogelijke complicatie. Bij dit type prothese treedt het op in 6 tot 13 % van de gevallen, afhankelijk van het ontwerp. Bij de verbonden scharnierprothesen wordt deze complicatie uiteraard niet gezien.

Ten slotte wordt bij 25 % van de patiënten disfunctie van de nervus ulnaris waargenomen. Eén jaar na de operatie heeft 5 % hier nog last van en uiteindelijk treedt er helaas bij 0,4 % permanente schade op.

N. ulnaris disfunctie

7.7 Conclusie

De totale elleboogprothese is uitgegroeid tot een betrouwbare behandeling voor de pijnlijke elleboog met destructie van het articulerende kraakbeen, voornamelijk dankzij een betere kennis van de anatomie en biomechanica. De recente prothesen hebben duidelijk vooruitgang geboekt op het gebied van duurzaamheid, mobiliteit en functionaliteit met anderzijds een vermindering van de pijnklachten. Een blijvende bezorgdheid is het complicatierisico dat, door de subcutane ligging, bij elleboogprothesen groter is dan bij prothesen van andere gewrichten. Door verbetering van het ontwerp van de prothesen en de chirurgische techniek is de tienjaarsoverleving (92 %) van de elleboogprothese te vergelijken met die van de meer conventionele heup- en knieprothesen.

Literatuur

1. Halls AA, Travill A. Transmission of pressures across the elbow joint. Anat Rec. 1964;150:243–7.
2. Park MC, Ahmad CS. Dynamic contributions of the flexor-pronator mass to elbow valgus stability. J Bone Joint Surg Am. 2004;86-A:2268–74.
3. Day JS, Lau E, Ong KL, Willams GR, Ramsey ML, Kurtz SM. Prevalence and projections of total shoulder and elbow arthroplasty in the United States to 2015. J Shoulder Elbow Surg. 2010;19(8):1115–20.
4. Dee R. Total replacement arthroplasty of the elbow for rheumatoid arthritis. J Bone Joint Surg Br. 1972;54:88–95.
5. Morrey BF, Bryan RS, Dobyns JH, Linscheid RL. Total elbow arthroplasty. A five-year experience at the Mayo Clinic. J Bone Joint Surg Am. 1981;63:1050–63.
6. Riet RP van, Morrey BF, O'Driscoll SW. The Pritchard ERS total elbow prosthesis: lessons to be learned from failure. J Shoulder Elbow Surg. 2009;18:791–5.
7. Kamineni S, O'Driscoll SW, Urban M, Garg A, Berglund LJ, Morrey BF, et al. Intrinsic constraint of unlinked total elbow replacements–the ulnotrochlear joint. J Bone Joint Surg Am. 2005;87:2019–27.
8. Throckmorton T, Zarkadas P, Sanchez-Sotelo J, Morrey B. Failure patterns after linked semiconstrained total elbow arthroplasty for posttraumatic arthritis. J Bone Joint Surg Am. 2010;92:1432–41.
9. Robinson E, Burke N, Douglas P, Orr J, Pooley J. Mechanism of loosening of the souter-strathclyde total elbow replacement evidence from revision surgery. Acta Orthop Belg. 2010;76:27–9.
10. McDonald CP, Johnson JA, Peters TM, King GJ. Image-based navigation improves the positioning of the humeral component in total elbow arthroplasty. J Shoulder Elbow Surg. 2010;19:533–43.
11. Ramsey ML, Adams RA, Morrey BF. Instability of the elbow treated with semiconstrained total elbow arthroplasty. J Bone Joint Surg Am. 1999;81:38–47.
12. Cheung EV, Adams R, Morrey BF. Primary osteoarthritis of the elbow: current treatment options. J Am Acad Orthop Surg. 2008;16:77–87.
13. Mansat P. Surgical treatment of the rheumatoid elbow. Joint Bone Spine. 2001;68:198–210.
14. Little CP, Graham AJ, Karatzas G, Woods DA, Carr AJ. Outcomes of total elbow arthroplasty for rheumatoid arthritis: comparative study of three implants. J Bone Joint Surg Am. 2005;87:2439–48.

15 Prasad N, Dent C. Outcome of total elbow replacement for rheumatoid arthritis: single surgeon's series with souter-strathclyde and coonrad-morrey prosthesis. J Shoulder Elbow Surg. 2010;19:376–83.
16 Kozak TK, Adams RA, Morrey BF. Total elbow arthroplasty in primary osteoarthritis of the elbow. J Arthroplasty. 1998;13:837–42.
17 Lim YW, Riet RP van, Mittal R, Bain GI. Pattern of osteophyte distribution in primary osteoarthritis of the elbow. J Shoulder Elbow Surg. 2008;17:963–6.
18 Cohen AP, Redden JF, Stanley D. Treatment of osteoarthritis of the elbow: a comparison of open and arthroscopic debridement. Arthroscopy. 2000;16:701–6.
19 Cil A, Veillette CJ, Sanchez-Sotelo J, Morrey BF. Linked elbow replacement: a salvage procedure for distal humeral nonunion. J Bone Joint Surg Am. 2008;90:1939–50.
20 McKee MD, Veillette CJ, Hall JA, Schemitsch EH, Wild LM, McCormack R, et al. A multicenter, prospective, randomized, controlled trial of open reduction–internal fixation versus total elbow arthroplasty for displaced intra-articular distal humeral fractures in elderly patients. J Shoulder Elbow Surg. 2009;18:3–12.
21 Goldberg F, Riet R van, Schuind F. Salvage of elbow function by semi-constrained total elbow arthroplasty following a complex proximal ulnar fracture: a case report. Acta Orthop Belg. 2008;74:410–2.
22 Prasad N, Dent C. Outcome of total elbow replacement for distal humeral fractures in the elderly: a comparison of primary surgery and surgery after failed internal fixation or conservative treatment. J Bone Joint Surg Br. 2008;90:343–8.
23 Kalogrianitis S, Sinopidis C, El Meligy M, Rawal A, Frostick SP. Unlinked elbow arthroplasty as primary treatment for fractures of the distal humerus. J Shoulder Elbow Surg. 2008;17:287–92.
24 Athwal GS, Goetz TJ, Pollock JW, Faber KJ. Prosthetic replacement for distal humerus fractures. Orthop Clin North Am. 2008;39:201–12. vi.
25 Sanchez-Sotelo J, Morrey BF. Linked elbow replacement: a salvage procedure for distal humeral nonunion. Surgical technique. J Bone Joint Surg Am. 2009;91 Suppl 2:200–12.
26 Gschwend N. Present state-of-the-art in elbow arthroplasty. Acta Orthop Belg. 2002;68:100–17.
27 Schneeberger AG, Meyer DC, Yian EH. Coonrad-morrey total elbow replacement for primary and revision surgery: a 2- to 7.5-year follow-up study. J Shoulder Elbow Surg. 2007;16:S47–54.
28 Landor I, Vavrik P, Jahoda D, Guttler K, Sosna A. Total elbow replacement with the souter-strathclyde prosthesis in rheumatoid arthritis. Long-term follow-up. J Bone Joint Surg Br. 2006;88:1460–3.
29 Gill DR, Morrey BF. The Coonrad-Morrey total elbow arthroplasty in patients who have rheumatoid arthritis. A ten to fifteen-year follow-up study. J Bone Joint Surg Am. 1998;80:1327–35.
30 Ikavalko M, Lehto MU, Repo A, Kautiainen H, Hamalainen M. The souter-strathclyde elbow arthroplasty. A clinical and radiological study of 525 consecutive cases. J Bone Joint Surg Br. 2002;84:77–82.
31 Lugt JC van der, Geskus RB, Rozing PM. Primary souter-strathclyde total elbow prosthesis in rheumatoid arthritis. J Bone Joint Surg Am. 2004;86-A:465–73.
32 Herrera A, Canales V, Anderson J, Garcia-Araujo C, Murcia-Mazon A, Tonino AJ. Seven to 10 years followup of an anatomic hip prosthesis: an international study. Clin Orthop Relat Res. 2004:129–37.
33 Epinette JA, Manley MT. Hydroxyapatite-coated total knee replacement: clinical experience at 10 to 15 years. J Bone Joint Surg Br. 2007;89:34–8.
34 Achermann Y, Vogt M, Spormann C, Kolling C, Remschmidt C, Wust J, Simmen B, Trampuz A. Characteristics and outcome of 27 elbow periprosthetic joint infections: results from a 14-year cohort study of 358 elbow prostheses. Clin Microbiol Infect. 2011;17(3):432–8.

Een pijnlijk gezwollen elleboog bij een 23-jarige man, na een val op zijn uitgestrekte linkerhand

Roger van Riet

Samenvatting

Iemand die valt, probeert meestal zijn arm uit te steken om de val te breken. Grote krachten komen hierbij op hand, pols, onderarm, elleboog en schouder. Verschillende structuren kunnen hierbij beschadigd worden. De patiënt van deze casus verbrijzelt zijn radiuskop. Hierdoor 'verdwijnen' het proximale radio-ulnaire en radio-humerale gewricht. Herstel van deze gewrichten is mogelijk door plaatsing van een radiuskopprothese. Probleem is echter dat er na een dergelijk trauma bijna altijd meer schade in de arm bestaat dan alleen een radiuskopfractuur.

8.1   Therapie – 48

8.2   Revalidatie na implantatie van een radiuskopprothese zonder ligamentletsel – 51

8.3   Revalidatie na implantatie van een radiuskopprothese en ligamentletsel – 51

8.4   Follow-up – 53

8.5   Bespreking – 53

© Bohn Stafleu van Loghum, onderdeel van Springer Media BV 2017
K. van Nugteren et al., *Kunstgewrichten: bovenste extremiteit*, Orthopedische Casuïstiek,
DOI 10.1007/978-90-368-1631-1_8

> Een 23-jarige kantoormedewerker valt bij het skateboarden op zijn uitgestrekte linkerhand. De arm is in volledige extensie bij impact en er ontstaat forse valgusstress op zijn elleboog.

> De arm is direct erg pijnlijk en begint te zwellen. Kort na het ongeval is er een groot hematoom ter hoogte van de elleboog, vooral aan de mediale zijde (fig. 8.1). Er worden een röntgenfoto en een CT-scan gemaakt. Deze tonen een sterk verplaatste comminutieve fractuur[1] van de radiuskop (fig. 8.2). Een driedimensionale computertomografische reconstructie toont nog duidelijker de verplaatsing van de radiuskop (fig. 8.3).

Diagnose	
Comminutieve fractuur van de radiuskop.	

Dit kan niet zo blijven bestaan, dus wordt besloten de elleboog te opereren. Tijdens de operatie is duidelijk zichtbaar hoe erg de radiuskop verbrijzeld is (fig. 8.4). Het is niet mogelijk dit nog te herstellen met een osteosynthese en de fragmenten worden verwijderd.

Valgusstress toont een grote opening van de mediale gewrichtsspleet (fig. 8.5b). Dit wijst op een ruptuur van het mediale collaterale ligament. Er is een zacht eindgevoel en de elleboog zou gemakkelijk luxeren bij verdere valgusstress.

8.1 Therapie

Deze situatie kan leiden tot een blijvende instabiliteit: in dit geval dient de radiuskop te worden vervangen door een prothese. Na het plaatsen van de prothese is de stabiliteit duidelijk verbeterd (fig. 8.5c). Belangrijk is ook dat er nu wel een duidelijk eindgevoel is bij valgusstress. Hoewel er nog een milde mediale opening is, blijft de elleboog mooi congruent als hij in volledige flexie en extensie wordt bewogen. Er wordt besloten geen hersteloperatie van de mediale band uit te voeren.

Postoperatieve röntgenfoto's tonen een mooie positie van de prothese. Wel is er nog sprake van enige calcificatie van de weke delen (fig. 8.6). Dit is een indirect teken van het ernstige weke-delentrauma dat optrad tijdens de val.

---

1   Comminutieve fractuur: een fractuur waarbij meerdere botdelen zijn ontstaan. Comminutief = gepaard gaande met verbrijzeling.

8.1 · Therapie

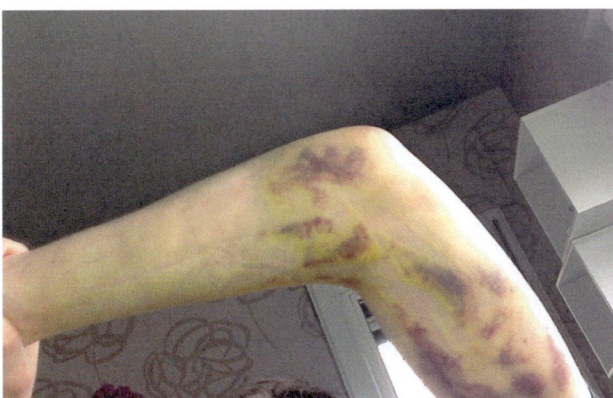

Figuur 8.1 Na het ongeval is er een groot hematoom ter hoogte van de elleboog, vooral aan de mediale zijde.

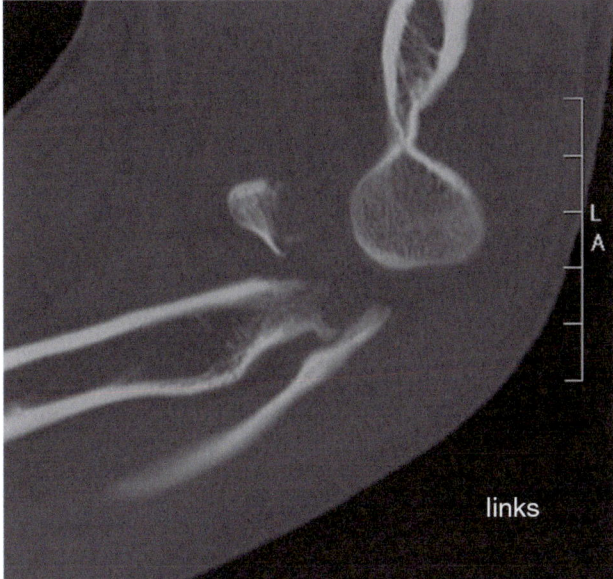

Figuur 8.2 De CT-scan toont een sterk verplaatste comminutieve fractuur van de radiuskop.

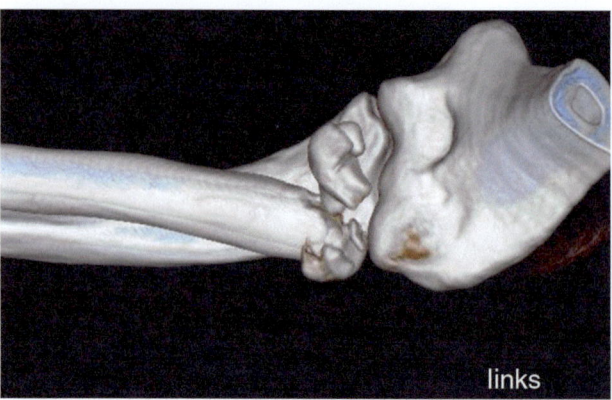

◘ **Figuur 8.3** Een driedimensionale computertomografische reconstructie toont nog duidelijker de verplaatsing van de radiuskop.

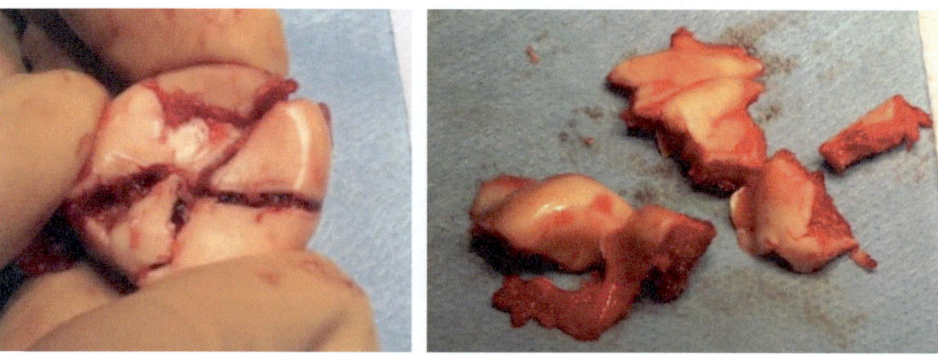

◘ **Figuur 8.4** Tijdens de operatie wordt duidelijk hoe erg de radiuskop verbrijzeld is.

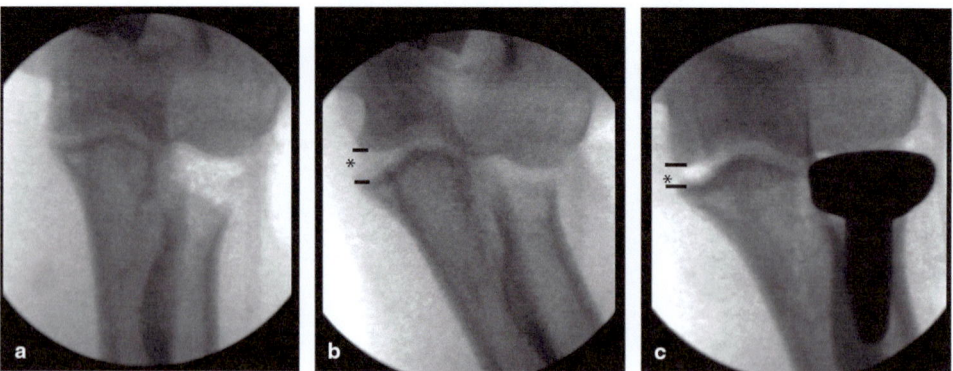

◘ **Figuur 8.5** a De radiuskop is verwijderd. Neutrale stand van de elleboog. b Onder valgusstress ontstaat een grote opening (gap) ter plaatse van de mediale humero-ulnaire gewrichtsspleet. Er is geen duidelijk eindgevoel en de elleboog zou luxeren bij nog verdere valgusstress. c Na plaatsing van de prothese is er nog een milde opening zichtbaar aan de mediale zijde.

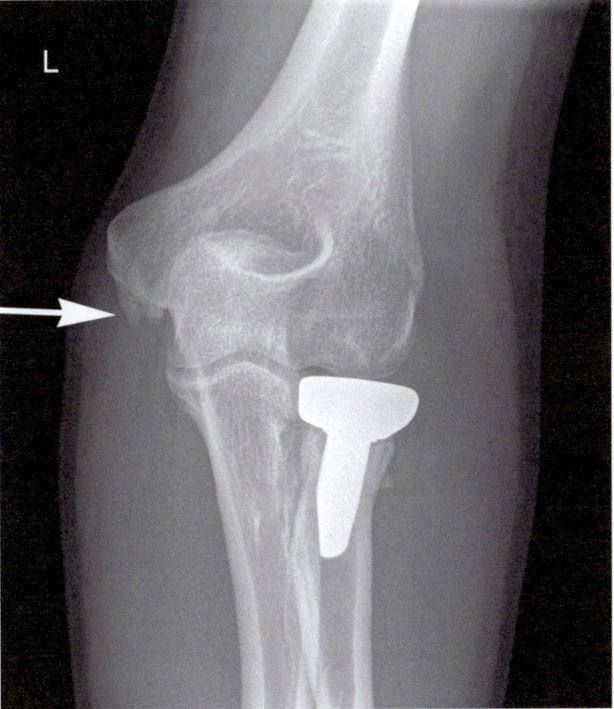

Figuur 8.6 Deze postoperatieve röntgenfoto toont een mooie positie van de prothese. Wel is nog sprake van enige calcificatie van de weke delen (*pijl*).

8.2 Revalidatie na implantatie van een radiuskopprothese zonder ligamentletsel

Als er *geen* ligamentletsel bestaat, verloopt de revalidatie aanzienlijk sneller dan wanneer er *wel* ligamentletsel bestaat. Zonder ligamentletsel kan de elleboog op geleide van pijn direct worden gemobiliseerd en belast. Meestal bestaat er echter *wel* ligamentletsel.

8.3 Revalidatie na implantatie van een radiuskopprothese en ligamentletsel

Men moet zich realiseren dat in circa 80 % van de patiënten met een comminutieve radiuskopfractuur er sprake is van ligamentletsel. Het kan nodig zijn de elleboog dan tijdelijk te beschermen met een scharnierbrace. Niet zelden bestaat er eveneens ander beenderig letsel zoals een fractuur rond het polsgewricht.

Het doel van de revalidatie is:
- herstel van de mobiliteit, waarbij valgus- en varusstress wordt vermeden;
- herstel van de spierkracht;
- herstel van de stabiliteit;
- herstel van de coördinatie van de arm;
- functioneel herstel.

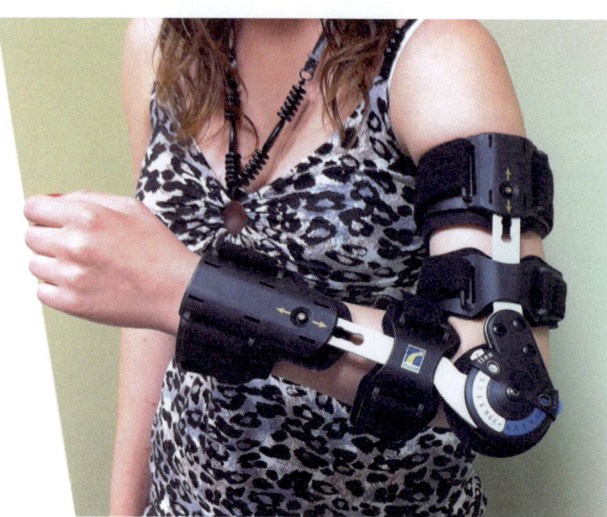

Figuur 8.7 Een dynamische elleboogbrace bij een andere patiënt. (Overgenomen uit: Riet R. van en Verborgt O. (2011), Schouder en Elleboog. Met toestemming van MoRe Foundation.[2])

Bij deze patiënt wordt de arm een dag geïmmobiliseerd in een spalk en de dag na de operatie wordt een dynamische brace aangelegd (fig. 8.7). Deze laat progressieve mobilisatie van de elleboog toe, terwijl hij beschermt tegen varus- en valguskrachten.

De eerste twee weken
De eerste twee weken wordt de brace zodanig afgesteld, dat extensie van de elleboog mogelijk is tot 60°. Flexie wordt direct volledig toegestaan. Zo nodig wordt de elleboog regelmatig gekoeld met een cold pack als de inflammatie van het weefsel te veel pijn veroorzaakt. In dat geval verdient het aanbeveling ook na het oefenen te koelen aangezien vaak juist dan de inflammatie sterker wordt.

Na twee weken
Na twee weken wordt de brace zodanig afgesteld, dat extensie tot 30° mogelijk is. De fysiotherapeut/kinesitherapeut begeleidt bij het mobiliseren van de flexie en extensie. Verder worden de flexoren en extensoren van de elleboog geoefend (m. biceps brachii, m. brachialis en m. triceps), evenals de onderarmspieren die het ellebooggewricht overbruggen (fig. 8.8). Al deze spieren verzorgen de dynamische stabiliteit van de elleboog. Tijdens deze oefeningen mogen geen valgus- of varuskrachten ontstaan op het ellebooggewricht.

Na vier weken
Na vier weken mag de patiënt, als hij dit kan, de elleboog volledig strekken.

Na zes weken
Na zes weken mag de brace af en worden de oefeningen intensiever. Valgusstress dient de patiënt nog even te vermijden. Valgusstress ontstaat vooral tijdens bovenhands werpen en slaan zoals bij handbal of tennis. Deze sporten zijn overigens in dit stadium van de revalidatie nog niet toegestaan. Verder dient men enigszins terughoudend te zijn met mobiliserende oefeningen in de eindstanden van het gewricht. Enige resterende stijfheid van het gewricht levert een beter resultaat op dan een te mobiele elleboog.

---

2 MoRe Foundation: Stichting Orthopedie AZ Monica (Antwerpen): stichting ter ondersteuning van klinisch-wetenschappelijk onderzoek binnen de vakgebieden orthopedie en traumatologie.

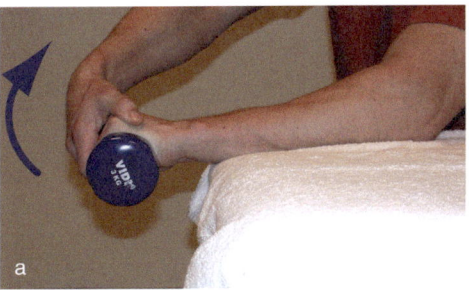
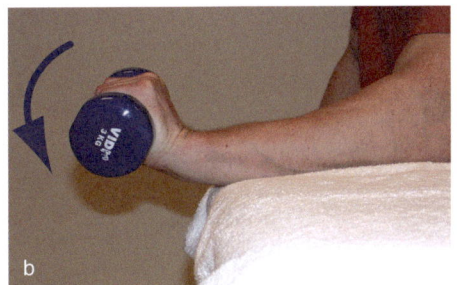
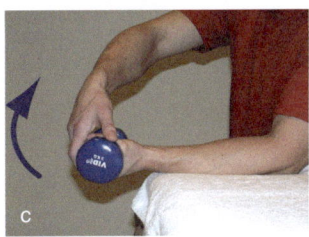
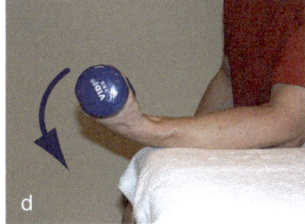
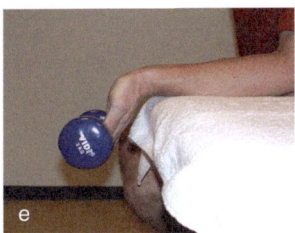

Figuur 8.8 **a** en **b** Spieroefening ter versterking van de polsextensoren: aangezien deze spieren onder andere aanhechten op de laterale epicondyl, verzorgen zij ook dynamische stabiliteit tegen varuskrachten. De oefening wordt op deze illustraties excentrisch uitgevoerd.
c, d en **e** Spieroefening ter versterking van de polsflexoren: aangezien deze spieren onder andere aanhechten op de mediale epicondyl, verzorgen zij ook dynamische stabiliteit tegen valguskrachten. De oefeningen worden op deze illustraties excentrisch uitgevoerd.

Indien nodig kan de brace gebruikt worden om extensie van de elleboog te verbeteren. De brace wordt aangelegd en de elleboog wordt maximaal gestrekt. De brace wordt dan geblokkeerd in maximale extensie. Dit geeft een passieve stretch van de anterieure weke delen en zou gebruikt kunnen worden als ondersteuning van de mobiliserende oefeningen.

Na drie maanden wordt – indien van toepassing – begonnen met sportspecifieke revalidatie. Pijn die optreedt tijdens de sportspecifieke revalidatie of tijdens sport wijst op extra stress op het kraakbeen van het capitulum humeri. Sport waarbij pijn optreedt, wordt om deze reden afgeraden.

Na zes maanden is de revalidatie gewoonlijk beëindigd.

Na drie maanden

Na zes maanden

8.4 Follow-up

De elleboog herwon de volledige stabiliteit, maar niet de volledige mobiliteit. Een functionele beweging van de elleboog was het uiteindelijke resultaat van de behandeling. (30–130°) met een vrijwel normale pro- en supinatie.

8.5 Bespreking

Gezien de jonge leeftijd van de patiënt heeft een fixatie van de fragmenten de voorkeur, maar dit is niet altijd mogelijk. Als een fixatie niet mogelijk is, zijn er twee opties: de radiuskop kan worden verwijderd, of wordt vervangen door een prothese. De resultaten van beide opties kunnen goed zijn, maar als er een mediaal

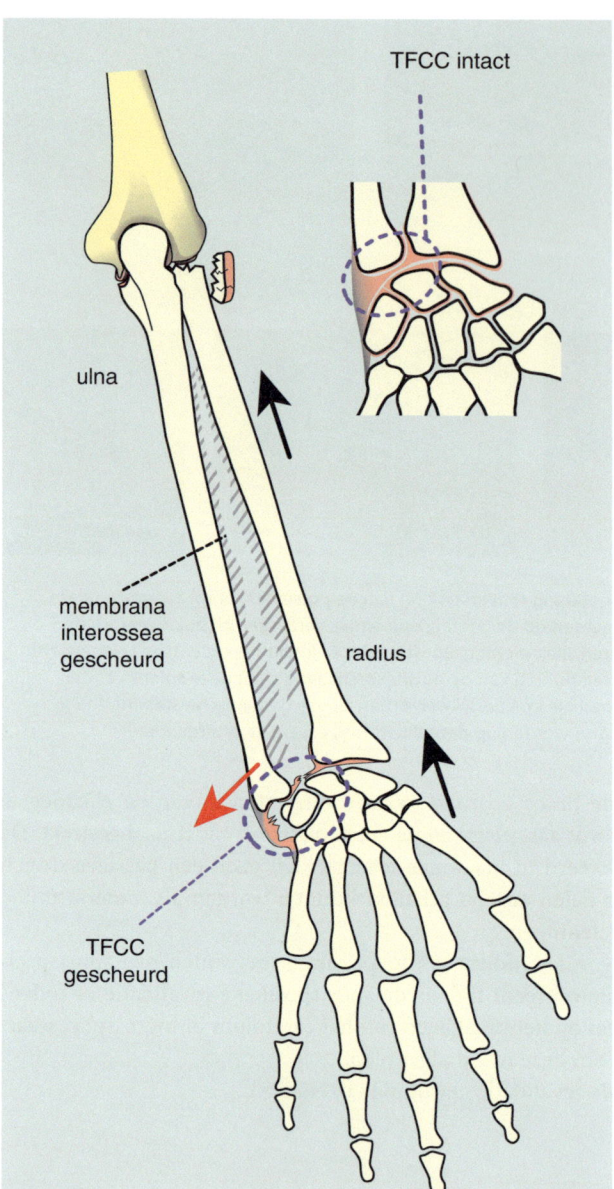

Figuur 8.9 Mechanisme van een Essex-Loprestiletsel. Bij een comminutieve fractuur van de radiuskop kan de radius naar proximaal schuiven. De membrana interossea komt hierbij op spanning te staan. Bij te grote krachten tijdens het trauma scheurt dit membraan af en proximaliseert de radius samen met de hand. De ulnakop glijdt hierbij van de carpus af (*rode pijl*) en het tussenliggende TFCC (in de *paarse cirkel*) ruptureert.

8.5 · Bespreking

bandletsel is met valgusinstabiliteit, of wanneer er een letsel is van de membrana interossea en het TFCC[3] (zogenaamd Essex-Loprestiletsel of LRUD: longitudinale radio-ulnaire dissociatie: ◘ fig. 8.9), dan is een radiuskopprothese zeker geïndiceerd om de stabiliteit van de elleboog of onderarm te herstellen. Er is onenigheid in de literatuur over de noodzaak om de mediale band te hechten als valgusstress nog een opening van de mediale gewrichtsruimte geeft. Het hechten van de band heeft als doel de stabiliteit van de elleboog te verbeteren. Op lange termijn is echter niet aangetoond dat dit betere resultaten geeft dan wanneer de band niet gehecht wordt en tijdelijk beschermd met een brace, zodat de band kan herstellen. Een nadeel van hechten van de band is dat dit zeer vaak resulteert in een stijve elleboog. Zoals in deze casus, is het onze voorkeur om dus geen herstel van de mediale band uit te voeren, tenzij de arm zo instabiel is, dat deze spontaan luxeert, zonder varus- of valgusstress, tijdens het strekken van de elleboog. Dit testen we tijdens de operatie.

---

3 TFCC: triangulair fibrocartilagineus complex: dit weefsel bevindt zich in de pols tussen de ulna enerzijds en radius en carpus anderzijds. Uitgebreide informatie hierover is te vinden in een eerder verschenen boek uit de serie Orthopedische Casuïstiek: *Onderzoek en behandeling van de hand: het polsgewricht*.

Invaliderende polspijn bij een 63-jarige man, 17 jaar na resectie van het os scaphoideum

Frederik Verstreken

Samenvatting

De patiënt in deze casus valt op zijn hand wat pijn in de pols veroorzaakt. In eerste instantie lijkt het letsel wel mee te vallen. Er wordt echter iets over het hoofd gezien wat een half jaar later tot gevolg heeft dat de patiënt een siliconen prothese krijgt van een handwortelbeentje. Op veel langere termijn wordt er zelfs een prothese van het gehele polsgewricht geplaatst. Op het eind van het hoofdstuk worden enkele richtlijnen gegeven voor de revalidatie na het plaatsen van een polsprothese.

9.1 Inspectie en palpatie – 59

9.2 Functieonderzoek – 60

9.3 Interpretatie – 60

9.4 Aanvullend onderzoek – 60

9.5 Therapie – 60

9.6 Revalidatie – 61

9.7 Follow-up – 63

Literatuur – 65

© Bohn Stafleu van Loghum, onderdeel van Springer Media BV 2017
K. van Nugteren et al., *Kunstgewrichten: bovenste extremiteit*, Orthopedische Casuïstiek,
DOI 10.1007/978-90-368-1631-1_9

> Op 46-jarige leeftijd kwam een sportieve man ongelukkig ten val tijdens een schaatsevenement. Hij raakte met een schaats zijn voorganger, verloor de balans en viel voorover op zijn linkerhand. Direct ontstond hevige pijn aan de radiale zijde van zijn pols. Toen de pols na twee weken nog steeds pijn deed, besloot hij een arts te raadplegen. Deze stuurde hem door naar het plaatselijke ziekenhuis om een röntgenfoto te laten maken. Hierop waren echter geen afwijkingen te zien en men ging ervan uit dat er sprake was van een kneuzing. Na enkele maanden had de man echter nog steeds last van zijn pols. Dat hinderde hem vooral omdat hij pianospeelde, wat niet meer pijnloos mogelijk was. Toch ging hij ervan uit dat er niets ernstigs aan de hand kon zijn – de röntgenfoto had immers geen afwijkingen getoond – en wachtte hij vergeefs verder herstel af. Pas na een half jaar besloot hij weer een arts te raadplegen. Deze liet opnieuw een röntgenfoto maken. De foto toonde een status na scafoïdfractuur met necrose van het proximale fragment.

Scafoïdfractuur en avasculaire necrose

Een scafoïdfractuur is de eerste weken na het trauma in veel gevallen nog niet zichtbaar op een röntgenfoto. Hierdoor ontstaat ten onrechte de indruk dat er niets aan de hand is. Onbehandeld groeien de beide gefractureerde botdelen echter vaak niet vast en ontstaat er een non-union ofwel pseudartrose (schijngewricht of vals gewricht).
Het os scaphoideum ontvangt zijn voeding via een bloedvat dat vanuit distaal het bot vasculariseert. Als er een fractuur in het os scaphoideum aanwezig is, zal het distale fragment nog wel bloed ontvangen maar het proximale fragment niet of nauwelijks. Hierdoor kan, vooral bij erg proximaal gelokaliseerde breuken, een avasculaire necrose van het proximale botfragment optreden (fig. 9.1) met disfunctioneren van de pols en uiteindelijk collaps van de gehele carpus.[1]

Gewoonlijk zal men na een scafoïdfractuur de pols direct immobiliseren en als dit niet leidt tot herstel, beide botfragmenten fixeren met een pin. Als er al avasculaire necrose van het proximale fragment is opgetreden, wordt er meestal geopereerd. De chirurg implanteert dan een gevasculariseerde autograft, zodat lichaamseigen bot het os scaphoideum kan vervangen.

Bij deze patiënt werd het proximale fragment van het os scaphoideum als verloren beschouwd en de orthopedisch chirurg besloot het te vervangen door een siliconen endoprothese in de hoop dat de carpus hiermee zijn anatomische vorm kon behouden en nog functioneel kon blijven. Dit is geen ideale oplossing, maar gewoonlijk reduceert deze operatie de mate van pijn en de meeste patiënten rapporteren dat zij er goed mee kunnen leven [1].

---

1 Meer informatie over dit onderwerp is te vinden in een eerdere uitgave van Orthopedische Casuïstiek: *Onderzoek en behandeling van de hand; het polsgewricht,* ▶H. 2 en 2a.

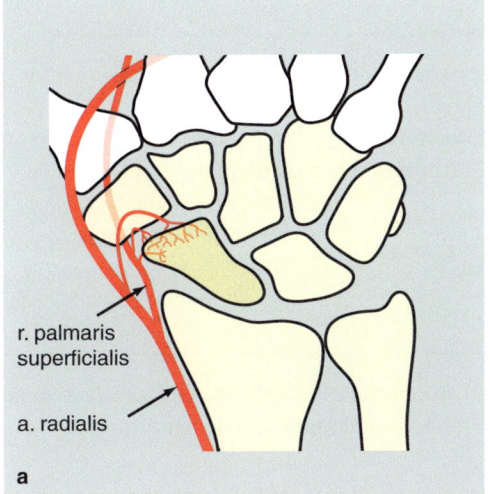 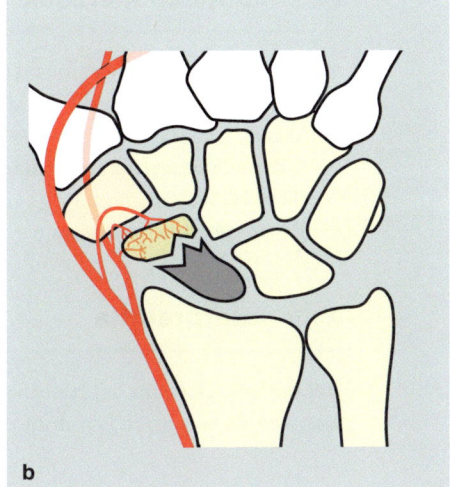

Figuur 9.1 a Het os scaphoideum wordt gevasculariseerd vanuit distaal. b Na een scafoïdfractuur ontvangt het proximale fragment minder of geen bloed meer en necrotiseert.

De patiënt werd geopereerd en had de daaropvolgende vijftien jaar weinig last van de pols. Hij was ambtenaar van beroep en moest veel typen achter de computer. Verder was het weer jarenlang mogelijk om pijnloos piano te spelen.

Vijftien jaar na de operatie ontstond echter opnieuw in toenemende mate pijn. Vooral tijdens pianospelen had de patiënt weer last van de pols. Nog twee jaar lang slikte hij pijnstillende medicatie, maar de pijn werd steeds erger. Hij besloot een orthopeed te raadplegen. De patiënt is dan 63 jaar.

Status praesens

Er is sprake van pijn in rust die toeneemt bij werkzaamheden met de hand. Pijnloos pianospelen is niet meer mogelijk.

9.1 Inspectie en palpatie

De pols is gezwollen en warmer dan de niet aangedane pols.

9.2 Functieonderzoek

- Er zijn pijnlijke bewegingsbeperkingen, zowel actief als passief, in alle richtingen. Het meest beperkt zijn de palmairflexie en de dorsaalflexie.
- Weerstandstests tonen weliswaar verminderde kracht ten opzichte van rechts maar alle pezen zijn nog intact. Kracht zetten met de hand provoceert pijn in de pols.
- Er zijn geen neurologische symptomen.

9.3 Interpretatie

Het onderzoek toont het beeld van artrose met artritis, vermoedelijk ontstaan in de loop van de zeventien jaar door de veranderde anatomie van de handwortel.

9.4 Aanvullend onderzoek

De orthopeed laat een röntgenfoto maken (◘fig. 9.2): deze toont ernstige artrose van het polsgewricht waarbij de gewrichtsspleet tussen radius en carpus vrijwel is verdwenen. Verder is er ook tussen de carpale beenderen onderling duidelijk kraakbeenverlies en is de siliconen endoprothese beschadigd.

Diagnose	
Ernstige radiocarpale artrose door destructie van het os scaphoideum.	

9.5 Therapie

De patiënt heeft drie opties:
1. Conservatief afwachtend beleid: stoppen met pianospelen, stoppen met werkzaamheden met de hand (hij gaat bijna met pensioen) en het gebruik van anti-inflammatoire pijnmedicatie (NSAID's) bij veel pijn.
2. Een operatie waarbij de pols volledig of gedeeltelijk wordt vastgezet ofwel een artrodese: de pijn zal hiermee verbeteren, maar de ingreep gaat gepaard met een belangrijke vermindering van mobiliteit (gedeeltelijke artrodese) of volledig verdwijnen van de mobiliteit (volledige artrodese).
3. Een operatie waarbij het polsgewricht wordt vervangen door een endoprothese. Hiermee blijft in ieder geval enige beweeglijkheid behouden.

9.6 · Revalidatie

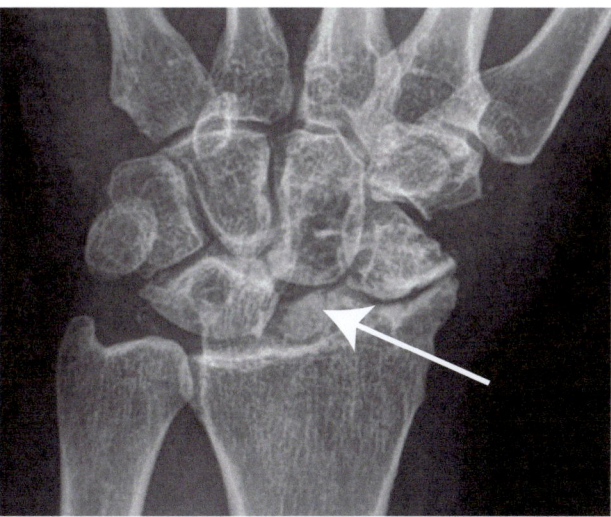

Figuur 9.2 De röntgenfoto toont ernstige artrose van het polsgewricht en een beschadigde siliconen endoprothese van het proximale scafoïdfragment *(pijl)*.

De patiënt kiest voor optie 3 omdat voor het pianospelen beweging in het polsgewricht noodzakelijk is.

De ingreep verloopt zonder complicaties. Röntgenfoto's tonen een goede stand van de prothese postoperatief (fig. 9.3 en 9.4).

9.6 Revalidatie

De patiënt krijgt een rustspalk gedurende zes weken.

Twee weken na de operatie mag de patiënt beginnen met oefentherapie. Hierbij wordt onder begeleiding van een fysiotherapeut/kinesitherapeut een begin gemaakt met het herstel van de mobiliteit door middel van voorzichtige passieve bewegingen, eerst van vingers en duim en daarna ook van het polsgewricht. De patiënt mag de vingers en duim ook actief bewegen. Zo nodig worden maatregelen genomen om overmatige zwelling van de hand tegen te gaan, denk bijvoorbeeld aan therapeutische drukhandschoenen of speciale zwachtels. *Na twee weken*

Vier weken na de operatie zijn ook actieve bewegingen van het polsgewricht toegestaan en lichte oefeningen ter bevordering van de knijpkracht. Het dragen van de spalk kan geleidelijk worden afgebouwd bij onbelaste activiteiten. *Na vier weken*

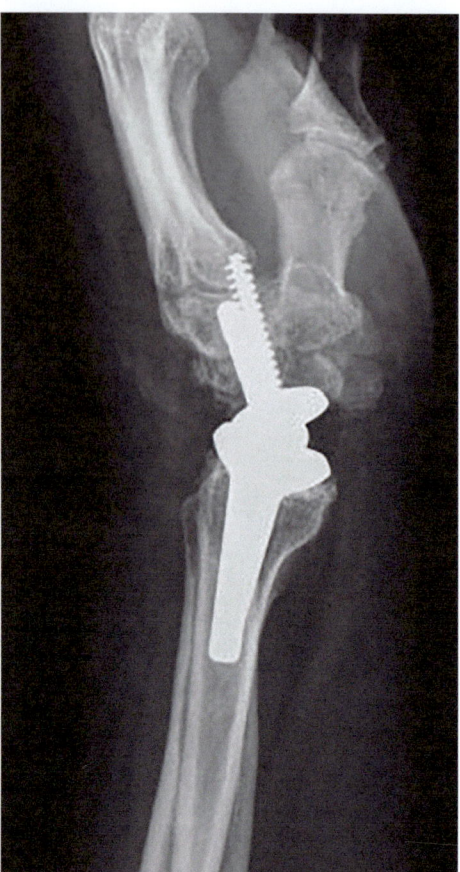

Figuur 9.3 De laterale röntgenopname toont een goede stand van de polsprothese.

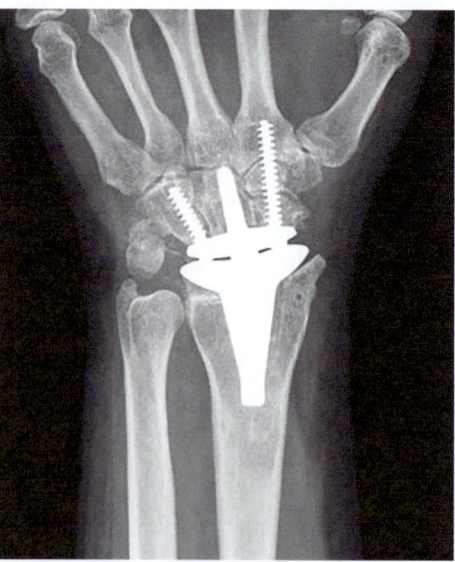

Figuur 9.4 Voor-achterwaartse röntgenfoto toont eveneens een goede stand van de prothese.

9.7 · Follow-up

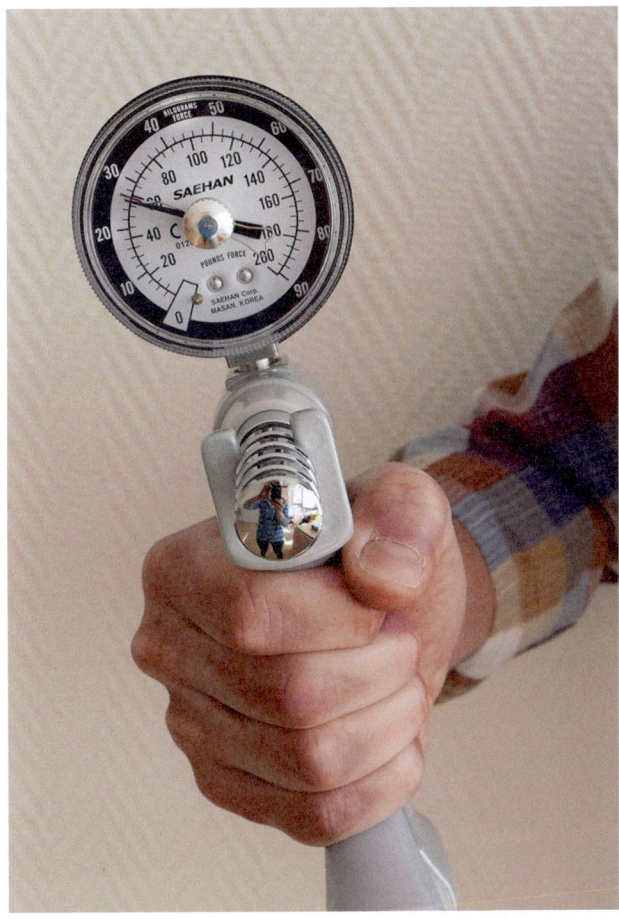

◘ **Figuur 9.5** De handdynamometer meet een knijpkracht van circa 26 kg (ofwel bijna 60 pounds force).

Na twee maanden kan men de mobiliserende en spierversterkende oefeningen verder intensiveren en kan ook getraind worden op coördinatie en stabiliteit. Nu wordt ook meer functioneel geoefend, waarbij de belasting op de pols geleidelijk wordt opgevoerd.

Voor de principes van handrevalidatie en concrete oefeningen zie ▶bijlage III.

Na twee maanden

9.7 Follow-up

Na zes maanden zijn er geen belangrijke pijnklachten meer en de handfunctie is zeer acceptabel. De knijpkracht (◘fig. 9.5) is circa 26 kg. Op deze leeftijd is de knijpkracht normaliter circa 40 kg [2].

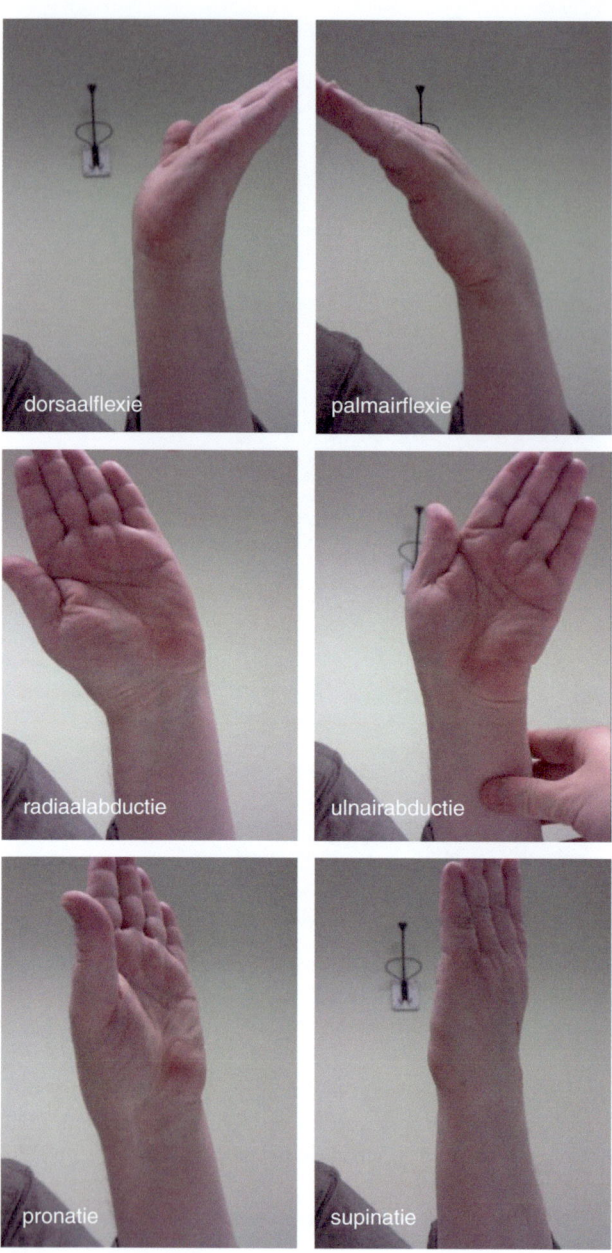

Figuur 9.6 De mobiliteit van de pols na zes maanden.

Mobiliteit (◘ fig. 9.6):
- dorsaalflexie: 45°;
- palmairflexie: 30°;
- radiaalabductie: 15°;
- ulnairabductie: 30°;
- pronatie: 70°;
- supinatie: 80°.

De patiënt is weer goed in staat piano te spelen. Met een artrodese zou dit zeker veel lastiger geworden zijn.

Literatuur

1 Vinnars B, Adamsson L, Ekenstam F af, Wadin K, Gerdin B. Patient-rating of long term results of silicone implant arthroplasty of the scaphoid. Scand J Plast Reconstr Surg Hand Surg. 2002;36(1):39–45.
2 Webb AR, Newman LA. et al. 'Hand grip dynamometry as a predictor of postoperative complications reappraisal using age standardized grip strengths'. JPEN. 1989;13:30–3.

Een 72-jarige fluitspeler met reeds jaren bestaande klachten van de rechterduim

Dos Winkel, Frederik Verstreken en Koos van Nugteren

Samenvatting

Een veelvoorkomende locatie voor artrose in de hand is die van het basisgewricht van de duim, het CMC1-gewricht. In de meeste gevallen is conservatief beleid voldoende om de aandoening voor de patiënt draaglijk te houden. De patiënt uit deze casus is echter fluitist van beroep en zeer afhankelijk van een goede duimfunctie. Als na langdurig conservatief beleid onvoldoende resultaat wordt bereikt, overweegt de orthopeed een kunstgewricht te implanteren.

10.1 Inspectie – 68

10.2 Algemene palpatie – 68

10.3 Functieonderzoek – 69

10.4 Interpretatie – 69

10.5 Therapie – 69

10.6 Revalidatie – 70

10.7 Follow-up – 71

© Bohn Stafleu van Loghum, onderdeel van Springer Media BV 2017
K. van Nugteren et al., *Kunstgewrichten: bovenste extremiteit*, Orthopedische Casuïstiek,
DOI 10.1007/978-90-368-1631-1_10

> Sinds ongeveer zeven jaar had een bekende, inmiddels 72-jarige fluitist pijn ter hoogte van de radiale zijde van de rechterpols met uitstraling in de duim. Aanvankelijk waren de klachten nauwelijks van invloed op zijn prestaties als fluitist, maar de laatste twee jaar nam hij dagelijks een pijnstiller (paracetamol) voor al zijn repetities en optredens. Omdat er toch een duidelijke negatieve progressie in het klachtenpatroon zat, besloot hij zijn huisarts te raadplegen. Deze schreef hem een NSAID voor in de hoop dat dit beter zou werken dan alleen de pijnstiller. Dit was echter nauwelijks het geval en op aandringen van de patiënt werd hij verwezen naar een orthopedisch chirurg. Deze maakte röntgenfoto's en constateerde 'slijtage' van het CMC1-gewricht (carpometacarpale 1-gewricht). Dit gewricht wordt ook wel het 'basisgewricht' van de duim of trapeziometacarpale 1-gewricht genoemd.

> De arts stelde voor het gewricht te injecteren met een corticosteroïd. De patiënt wilde dat liever niet en besloot toch maar met de 'oude' pijnstillers verder te werken. Toen de klachten zijn prestaties negatief dreigden te beïnvloeden, kreeg hij alsnog de beloofde intra-articulaire injectie, die helaas ook niet hielp. Langdurig een spalk dragen was voor deze patiënt ook niet handig omdat hij de nog aanwezige beweeglijkheid van zijn duimgewrichten hard nodig had bij het bespelen van zijn dwarsfluit.

> Een tweede geraadpleegde orthopeed opperde om het gewricht te vervangen door een kunstgewricht, maar van dat voorstel raakte de patiënt bijna in paniek. Als de operatie zou mislukken, zou zijn carrière immers ten einde zijn. Hij had plannen om nog jaren door te gaan met zijn werk, ook al was hij de zeventig inmiddels gepasseerd. De patiënt werd vanaf dat moment een *medical shopper*, maar kwam steeds weer bij dezelfde oplossing uit: operatie.

Status praesens

Via via komt de patiënt bij mij (DW) terecht. Hij hoopt dat manuele therapie in combinatie met intra-articulaire injecties zal helpen. In rust heeft hij weinig pijn.

10.1 Inspectie

Aan de dorsoradiale zijde van de pols ter hoogte van het CMC1-gewricht is een duidelijke zwelling zichtbaar. De huid is niet rood.

10.2 Algemene palpatie

De geconstateerde zwelling voelt bothard aan, maar de huid is niet warm.

10.3 Functieonderzoek

- Mobiliteit: het CMC1-gewricht is zowel actief als passief in alle richtingen beperkt. Oppositie van duim is nog redelijk mogelijk. Repositie, ab- en adductie zijn fors beperkt. Het eindgevoel bij passief testen is zeer hard; het betreft een klassieke capsulaire bewegingsbeperking.
- De crank-test en grinding-test (zie ▶par. 11.3) zijn positief.
- Het MCP1-gewricht (metacarpofalangeale gewricht) is hypermobiel en zo compenseert de patiënt het gemis aan repositie.
- Testen tegen weerstand gaat probleemloos.

10.4 Interpretatie

Gezien de bevindingen van het bewegingsonderzoek – de bewegingsbeperking en het harde eindgevoel – en van de röntgenfoto's, moet ik de patiënt teleurstellen. Het betreft artrose in het stadium dat conservatieve therapie eigenlijk geen soelaas meer biedt. Ik adviseer de patiënt nog een laatste consultatie – in dit geval bij een gespecialiseerde handorthopeed.

De mening van de orthopeed is conform die van mij en dus zit er niets anders op dan de patiënt te opereren. De man wil echter nog meer bedenktijd en verzoekt om nog een intra-articulaire injectie: er staat namelijk een lange tournee voor de deur en een operatie kan hij zich nu niet permitteren. Tijdens de tournee hebben we frequent telefonisch overleg. Na de serie optredens besluit de patiënt zich te laten opereren.

> **Diagnose**
>
> Artrose van het CMC1-gewricht.

10.5 Therapie

De patiënt wordt geopereerd. De keuze hierbij is of een resectie van het os trapezium of het implanteren van een endoprothese.

De voordelen van een duimprothese ten opzichte van de klassieke ingreep, resectie van het os trapezium (trapeziectomie), zijn:

1. Er is minder pijn direct na de ingreep.
2. De revalidatie verloopt veel sneller.
3. De patiënt is gewoonlijk al pijnvrij na zes weken.
4. Er bestaat een betere functie door bewaarde lengte van de duim en door behoud van stabiliteit.
5. Als er toch een probleem ontstaat met de prothese, is het altijd nog mogelijk om een resectie van het os trapezium uit te voeren: de resultaten hiervan zijn even goed als wanneer een resectie direct als eerste operatie wordt toegepast.

Voordelen duimprothese

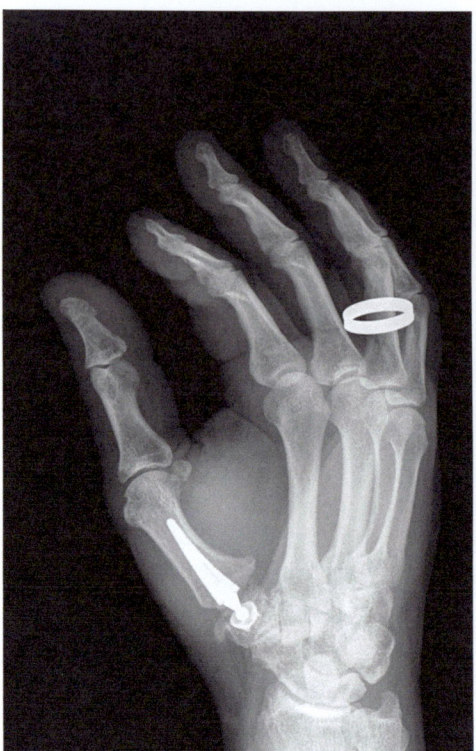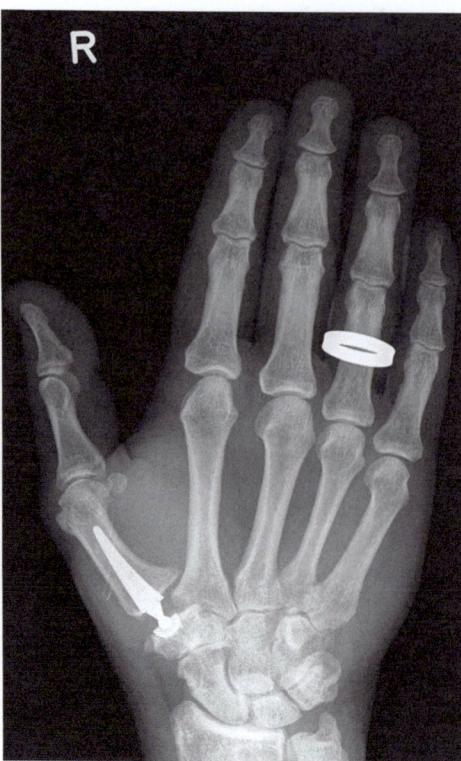

Figuur 10.1 Een conventionele röntgenfoto van de endoprothese van het CMC1-gewricht.

Nadelen duimprothese

Nadelen van een duimprothese ten opzichte van een resectie van de het os trapezium zijn:
1. De ingreep is complex en vraagt een lange leercurve van de chirurg om de ingreep perfect uit te voeren.
2. De prothese kan luxeren.
3. De prothese kan loskomen op langere termijn.

Er wordt gekozen voor een endoprothese van het CMC1-gewricht (◘fig. 10.1).

10.6 Revalidatie

Na de operatie krijgt de patiënt een afneembare duimspalk voor de duur van zes weken.

Na de operatie

De dag na de operatie begint de patiënt ieder uur de niet-geïmmobiliseerde vingers van de geopereerde hand actief te bewegen. Hij gaat hiermee door zolang de passieve mobiliteit van de hand verminderd is. Verder wordt het interfalangeale gewricht van de duim passief gemobiliseerd tot fysiologische uitslagen bereikt zijn.

Als er sprake is van oedeem, worden arm en hand hoog gelegd, ook tijdens het oefenen.

Na 2–3 weken

Twee tot drie weken postoperatief mag de spalk regelmatig af, zodat de patiënt actief met de duim kan bewegen. Rustige isometrische krachtoefeningen van de duimmuis binnen de spalk zijn nu ook toegestaan. Fysiotherapie/kinesitherapie is echter niet altijd nodig: vaak is de mobiliteit ook zonder behandeling snel genormaliseerd.

Vanaf circa zes weken wordt het dragen van de spalk afgebouwd en kan men beginnen met functionele krachtoefeningen in pincet-, sleutel- en vuistgreep en toewerken naar volledige belasting.

Na 5–7 weken

Zodra er sprake is van ADL-zelfstandigheid en de eventuele werkzaamheden kunnen worden hervat, kan men de therapie beëindigen.

Principes van handrevalidatie en concrete oefeningen zijn te vinden in ▶par. 11.4 en ▶bijlage III.

10.7 Follow-up

Het postoperatieve vervolg is bij deze patiënt gunstig. Hij revalideert snel. Na zes weken is hij pijnvrij en in de periode erna neemt hij weer voorzichtig zijn muziekinstrument ter hand. Na een half jaar hervat hij met succes zijn optredens en heeft hij spijt dat hij zich niet eerder heeft laten opereren.

Addendum: CMC1-artrose

Koos van Nugteren

Samenvatting

Artrose van het basisgewricht van de duim komt zeer veel voor onder ouderen. Als de artrose ernstig is, kan dit grote gevolgen hebben voor het hanteren van voorwerpen. Dit hoofdstuk beschrijft de oorzaken, symptomen, de conservatieve behandeling en verschillende operatieve behandelingen van deze aandoening. Een van de chirurgische mogelijkheden is het implanteren van een kunstgewricht.

11.1   Inleiding – 74

11.2   Etiologie – 74

11.3   Symptomatologie – 74

11.4   Conservatieve therapie – 75
11.4.1 Fysiotherapie/kinesitherapie – 77

11.5   Operatieve therapie – 79
11.5.1 Artrodese – 79
11.5.2 Artroplastiek – 79

       Literatuur – 80

© Bohn Stafleu van Loghum, onderdeel van Springer Media BV 2017
K. van Nugteren et al., *Kunstgewrichten: bovenste extremiteit*, Orthopedische Casuïstiek,
DOI 10.1007/978-90-368-1631-1_11

11.1 Inleiding

Artrose van het CMC1-gewricht komt veel voor, vooral onder ouderen. De ernst van de klachten hangt onder meer samen met de bezigheden die men heeft. Iemand die veel met zijn handen werkt, zal sneller hinder ondervinden van een CMC1-artrose dan iemand die zijn handen weinig gebruikt.

11.2 Etiologie

Van alle handgewrichten komt geïsoleerde artrose[1] van het CMC1-gewricht het meest voor [6]. Dit komt doordat het CMC1-gewricht enerzijds veel bewegingen toelaat en anderzijds ook grote krachten te verwerken krijgt. Bij het vasthouden van een voorwerp tussen duim en vingers ontstaat namelijk in hoge mate compressie op het gewrichtskraakbeen. Een kilogram knijpkracht resulteert in circa 12 kg axiale kracht op het CMC1-gewricht. Vooral door krachtig wringen en flessen of potten opendraaien kan schade ontstaan aan gewrichtskraakbeen en aan ligamenten die het gewricht omhullen. Als de ligamenten verzwakken, kan naast artrose met bewegingsbeperkingen ook instabiliteit van het gewricht optreden, met als gevolg een standsverandering van de duim of zelfs (sub)luxatie. Instabiliteit en CMC1-artrose versterken elkaar en gaan dus vaak samen.

Men ziet de aandoening bij:
- vrouwen na de overgang;
- posttraumatisch: vooral bij mannen;
- in combinatie met reumatische aandoeningen zoals reumatoïde artritis;
- In combinatie met een kristalartropathie zoals jicht.

11.3 Symptomatologie

Een CMC1-artrose wordt gekenmerkt door:
- lokale pijn en drukpijn;
- zwelling van het gewricht (◉fig. 11.1);
- startstijfheid;
- bewegingsbeperkingen waarbij vooral de mate van extensie en abductie is verminderd (capsulair patroon). Het gewricht staat in een adductiestand met compensatoire hyperextensie van het meer naar distaal gelegen MCP1-gewricht (◉fig. 11.1);
- krachtsverlies: verminderde grijpfunctie en minder krachtige pincetgreep;
- positieve crank-test[1]: pijn bij axiale compressie en flexie/extensiebewegingen van het os metacarpale I (◉fig. 11.2a);
- positieve grinding-test [2]: pijn en crepitatie bij axiale compressie en rotatie van het os metacarpale I (◉fig. 11.2b);

---

1 Niet-geïsoleerde artrose van de hand komt het meest voor bij de DIP-gewrichten, dan volgen het CMC1-gewricht, de PIP-gewrichten en de MCP-gewrichten.

11.4 · Conservatieve therapie

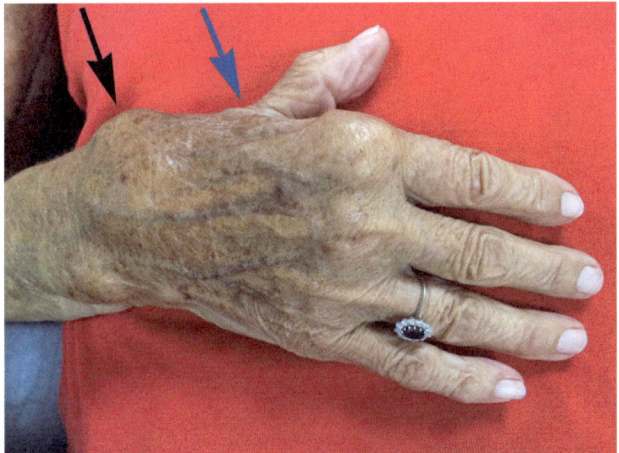

Figuur 11.1 CMC1-artrose: Het gezwollen CMC1-gewricht (*zwarte pijl*) staat in een adductiestand met compensatoire hyperextensie van het meer naar distaal gelegen MCP1-gewricht (*blauwe pijl*).

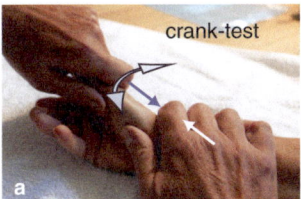 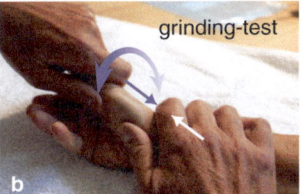 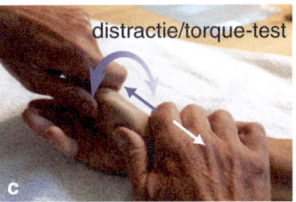

Figuur 11.2 **a** Crank-test: pijn bij axiale compressie en flexie/extensiebewegingen van het os metacarpale I. **b** Grinding-test: pijn en crepitatie bij axiale compressie en rotatie van het os metacarpale I. **c** Distractie/torque-test: pijn bij tractie en rotatie van het os metacarpale I; dit wijst op capsulaire inflammatie ofwel artritis van het CMC1-gewricht.

- positieve distractie/torque-test [3]: er ontstaat pijn bij tractie en rotatie van het os metacarpale I (fig. 11.2c); dit wijst op capsulaire inflammatie ofwel artritis. De test is ook bij CMC1-*artrose* goed te gebruiken en wordt betrouwbaarder genoemd dan de grinding-test [4].
- tekenen van artrose op de röntgenfoto. Nota bene: bij ouderen zijn er vaak kenmerken van artrose van het CMC1-gewricht zonder dat er sprake is van klachten.

11.4 Conservatieve therapie

Voordat men een operatie overweegt, wordt drie tot zes maanden conservatieve therapie toegepast. Deze bestaat uit:
- medicatie zoals NSAID's;
- injecties met een corticosteroïd of met hyaluronzuur;
- het dragen van een (vlinder)spalk (zie kader). Een goede pincetgreep moet mogelijk zijn in de spalk (fig. 11.3);
- aangepaste leefregels: vermijden van wringen, potten en flessen uitsluitend opendraaien met hulpmiddelen (fig. 11.4) en zware voorwerpen die met de aangedane hand worden getild ondersteunen (fig. 11.5).

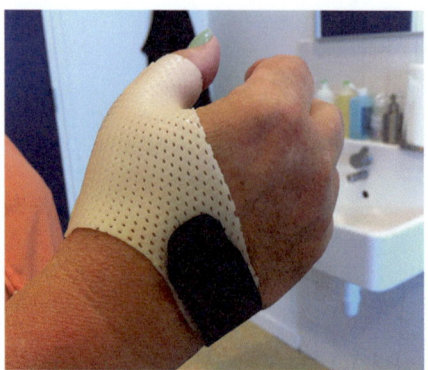 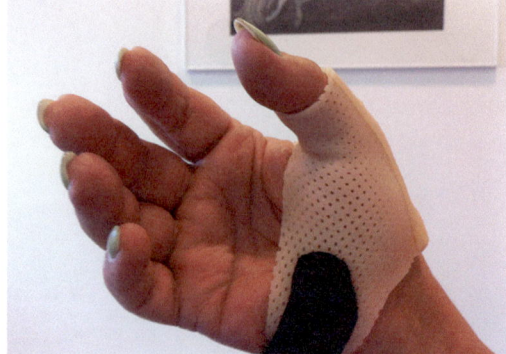

Figuur 11.3 Een vlinderspalk. Een goede pincetgreep moet mogelijk zijn in de spalk.

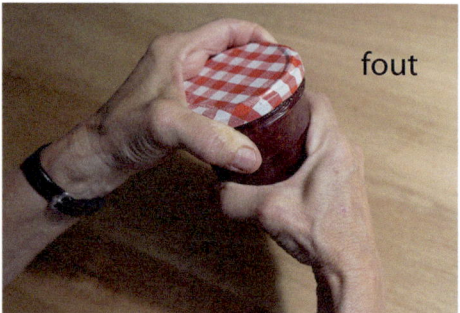 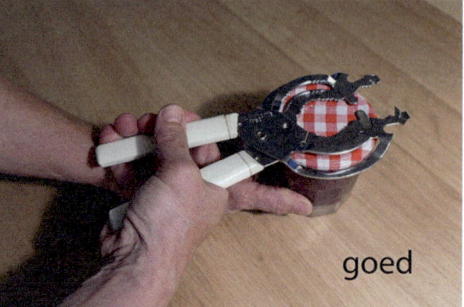

Figuur 11.4 Potten en flessen worden opengedraaid met een hulpmiddel.

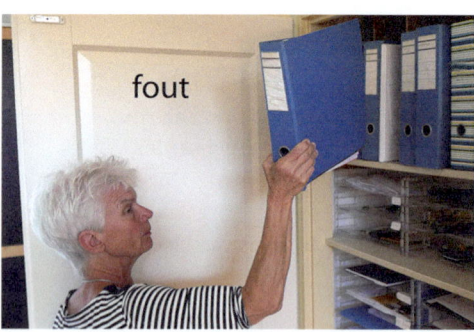 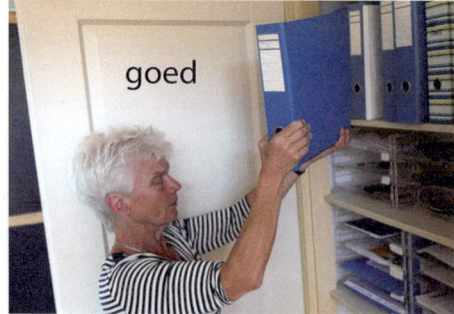

Figuur 11.5 Als men zware voorwerpen met de aangedane hand optilt, is het verstandig het voorwerp met de andere hand te ondersteunen.

11.4 · Conservatieve therapie

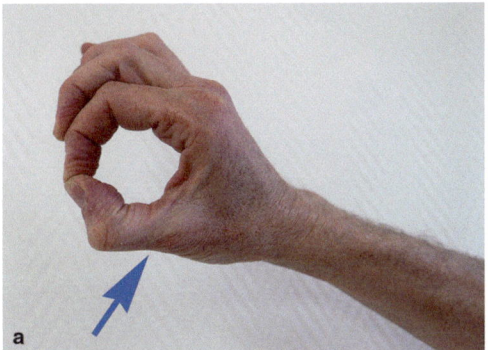 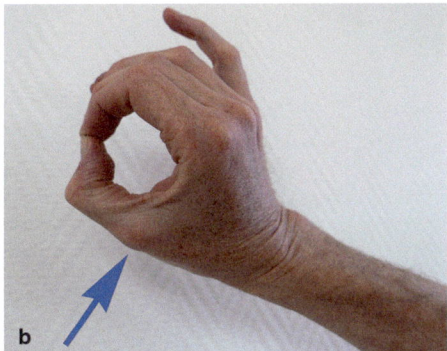

Figuur 11.6 a Pincetgreep, foutief uitgevoerd: het MCP1-gewricht staat in hyperextensie (*pijl*). b Pincetgreep, juist uitgevoerd: het MCP1-gewricht staat in flexie (*pijl*) en er is sprake van een ronde duimboog.

Spalken

Maddali-Bongi et al. (2014) [5] deden onderzoek naar het effect van het dragen van een zogeheten vlinderspalk (fig. 11.3) als conservatieve behandeling van CMC1-artrose. De spalk werd door vijftig patiënten met deze aandoening gedurende dertig dagen gedragen, minimaal zestien uur per dag. Na dertig dagen mochten de patiënten op eigen initiatief de spalk nog dragen als zij dat prettig vonden. Na een jaar was er sprake van significante verbetering voor wat pijn en spierkracht betreft. Verder werden veel minder pijnstillers gebruikt dan bij aanvang van het onderzoek.

11.4.1 Fysiotherapie/kinesitherapie

Er bestaat nog weinig bewijs dat fysiotherapie/kinesitherapie bij primaire artrose van de duimbasis zinvol is [6]. Als er toch fysiotherapie/kinesitherapie wordt toegepast, besteedt men aandacht aan:
- vermindering van de adductiestand van het CMC1-gewricht, zodat er voldoende *webspace* tussen duim en wijsvinger ontstaat;
- voorkomen of verminderen van hyperextensie van het MCP1-gewricht (fig. 11.6);
- verbetering van de oppositie van de duim om een goede grijpfunctie en pincetgreep te behouden. Bij een goede pincetgreep moet er sprake zijn van een ronde, niet ingezakte duimboog (fig. 11.6b en 11.7d). Tijdens het uitvoeren van de juiste pincetgreep kan men werken aan verbetering van de spierkracht (fig. 11.7 en 11.8).

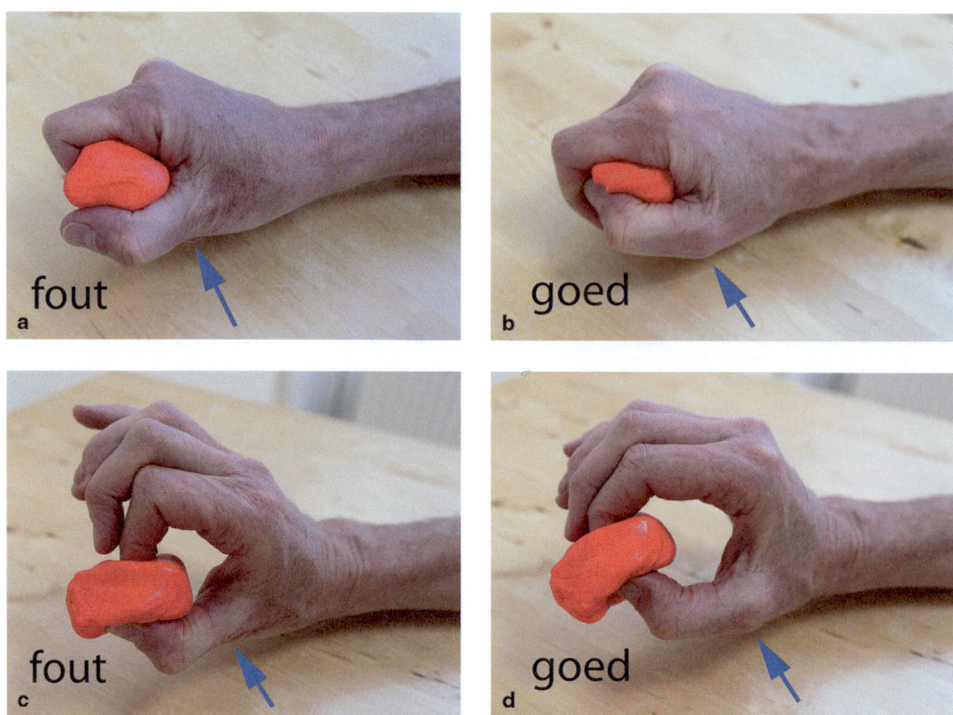

■ **Figuur 11.7** Spierversterkende oefeningen van de pincetgreep met gebruikmaking van putty. **a** en **c** Foutieve uitvoering: het MCP1-gewricht staat in hyperextensie. **b** en **d** Juiste uitvoering: het MCP1-gewricht staat in flexie.

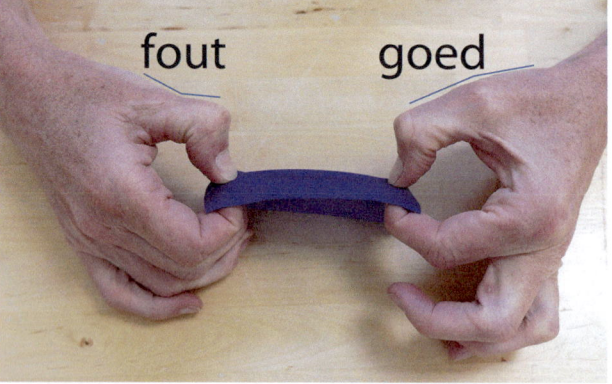

■ **Figuur 11.8** Spierversterkende oefening van de pincetgreep gebruikmakend van elastische band, foutieve en juiste uitvoering.

11.5 Operatieve therapie

Als conservatief beleid op lange termijn niet helpt, kan men overwegen een operatie uit te voeren. Men heeft hierbij de keuze tussen een artrodese of een artroplastiek.

11.5.1 Artrodese

Na een artrodese (vastzetten) van het CMC1-gewricht is de duim weer goed belastbaar. De keerzijde is dat de beweeglijkheid van het gewricht verloren gaat. Voor een professioneel fluitspeler, zoals die in de voorgaande casus, is een artrodese geen optie. Artrodese is ook geen optie als naast het CMC1-gewricht, ook het MCP-gewricht is aangedaan. De grijpfunctie van de hand gaat in dat geval vrijwel verloren.

Na een artrodese wordt de duim zes weken geïmmobiliseerd. Daarna volgt een revalidatie waarbij kracht en functie van de duim worden verbeterd. De duur van de revalidatie is gemiddeld drie maanden.

11.5.2 Artroplastiek

Een artroplastiek[2] resulteert gewoonlijk in een pijnvrije, mobiele en tamelijk stabiele duim. Het nadeel van een artroplastiek is echter de relatief lange revalidatieperiode. Na vier weken immobilisatie volgt een revalidatieperiode van drie tot zes maanden. Krachttoename is tot twee jaar na de operatie nog mogelijk.

Voor een artroplastiek bestaan verschillende opties. De trapeziectomie en de endoprothese zijn het meest gebruikelijk.

Bij de trapeziectomie wordt het os trapezium verwijderd. De vrijgekomen ruimte wordt meestal opgevuld met eigen peesweefsel (autograft). Een andere mogelijkheid is de ruimte opvullen met een soort spons, waarin zich op den duur littekenweefsel vormt. Er hoeft dan geen peesweefsel te worden 'geoogst' bij de patiënt.

Trapeziectomie

Complicaties van de trapeziectomie: vermindering van de lengte van de duim. Verder is het normaal dat de kracht en stabiliteit van het CMC1-gewricht wat minder worden.

De CMC1-prothese staat beschreven in ▶H. 10 evenals de voor- en nadelen van de prothese versus trapeziectomie.

Endoprothese

> **Artrodese versus trapeziectomie**
> Vermeulen et al. (2014) [7] vergeleken de resultaten van twee typen operaties: enerzijds de trapeziometacarpale artrodese met platen en schroeven, en anderzijds de trapeziectomie waarbij peesweefsel de ontstane ruimte opvult. Het onderzoek werd uitgevoerd bij vrouwen van veertig jaar en ouder met CMC1-artrose. Er werden duidelijk meer complicaties gevonden in de groep die een artrodeseoperatie onderging.

---

2 Artroplastiek: operatie ter verbetering van een misvormd gewricht.

Literatuur

1. Poole JU, Pellegrini VD Jr. Arthritis of the thumb basal joint complex. J Hand Ther. 2000;13(2):91–107.
2. Burton RI. Basal joint arthrosis of the thumb. Orthop Clin North Am. 1973;4(2):331–8.
3. Glickel SZ. Clinical assessment of the thumb trapeziometacarpal joint. Hand Clin. 2001;17(2):185–95.
4. Choa RM, Parvizi N, Giele HP. A prospective case-control study to compare the sensitivity and specificity of the grind and traction-shift (subluxation-relocation) clinical tests in osteoarthritis of the thumb carpometacarpal joint. J Hand Surg Eur. 2014;39(3):282–5.
5. Maddali-Bongi S, Del Rosso A, Galluccio F, Sigismondi F, Matucci-Cerinic M. Is an intervention with a custom-made splint and an educational program useful on pain in patients with trapeziometacarpal joint osteoarthritis in a daily clinical setting? Int J Rheum Dis. 2014;6:1–8.
6. Richtlijn conservatieve en chirurgische behandeling van primaire artrose van de duimbasis. Nederlandse vereniging voor handchirurgie. 2014.
7. Vermeulen GM, Brink SM, Slijper H, Feitz R, Moojen TM, Hovius SER, Selles RW. Trapeziometacarpal arthrodesis or trapeziectomy with ligament reconstruction in primary trapeziometacarpal osteoarthritis. J Bone Joint Surg. 2014;96:725–33.

Pijn en functieverlies van de linkerhand bij een 57-jarige vrouw met reumatoïde artritis

Frederik Verstreken

Samenvatting

Reumatoïde artritis tast gewoonlijk in eerste instantie de MCP-gewrichten van digiti II en III aan. Gelukkig is ernstige aantasting van de hand zeldzaam geworden door gebruik van goede medicatie in een vroeg stadium van de aandoening. Oudere patiënten vertonen echter soms nog een ernstig vervormde reumahand waarbij de vingers naar ulnair zijn vergroeid. Deze casus toont goede resultaten na vervanging van aangetaste gewrichten door kunstgewrichten en reconstructie van de gelaedeerde weke delen.

12.1 Inspectie – 82

12.2 Algemene palpatie – 82

12.3 Functieonderzoek – 82

12.4 Interpretatie – 83

12.5 Aanvullend onderzoek – 84

12.6 Therapie – 84

12.7 Follow-up – 84

12.8 Bespreking – 84

© Bohn Stafleu van Loghum, onderdeel van Springer Media BV 2017
K. van Nugteren et al., *Kunstgewrichten: bovenste extremiteit*, Orthopedische Casuïstiek,
DOI 10.1007/978-90-368-1631-1_12

> Al vele jaren had deze nu 57-jarige vrouw last van haar handen. Het begon lang geleden met pijnlijke ontstekingen van de MCP-gewrichten (metacarpofalangeale gewrichten). Vooral het MCPII-gewricht van de linkerhand was aangedaan. Hier was duidelijk sprake van de eerste symptomen van reumatoïde artritis. De patiënte kreeg ontstekingsremmende medicatie voorgeschreven[1]. Ondanks de medicijnen bleef zij toch regelmatig last houden van aanvallen van reumatoïde artritis. In de jaren die volgden, ontstond geleidelijk een scheefstand van de vingers. De voor reuma kenmerkende ulnaire deviatie veroorzaakte geleidelijk steeds meer functieverlies van de hand. Aanvankelijk kon de patiënte zich nog aanpassen door alleen haar minder aangedane rechterhand te gebruiken tijdens haar dagelijkse bezigheden. De pijn en misvorming van de linkerhand namen echter dusdanig toe, dat zij besloot opnieuw advies te vragen aan haar reumatoloog. Deze stuurde haar naar de orthopeed voor een nadere analyse van de aangedane gewrichten om te beoordelen of een operatie mogelijk was.

Status praesens

De patiënte heeft pijn in de MCP-gewrichten. De vingers staan in extreme ulnaire deviatie en zij kan haar linkerhand nauwelijks gebruiken.

12.1 Inspectie

Er is sprake van een flexie en extreme ulnaire deviatiestand van digiti II tot en met V (fig. 12.1). De MCP-gewrichten lijken geluxeerd, evenals de extensorpezen, die naar ulnair afgegleden zijn.

12.2 Algemene palpatie

De aangedane gewrichten zijn warm en gezwollen.

12.3 Functieonderzoek

De stand van de vingers is actief noch passief te corrigeren. Alleen in de middenstand tussen flexie en extensie is er passief enige beweging mogelijk over een klein traject van circa 20 graden. Actief is de mate van extensie geringer. De naar ulnair geluxeerde vingers maken een normale fysiologische beweging onmogelijk.

---

1   Nadere informatie over ontstekingsremmende medicatie bij reumatische aandoeningen is te vinden in een eerder verschenen deel uit de serie Orthopedische Casuïstiek: *Valkuilen in de orthopedische diagnostiek*, ▶H. 3

12.4 · Interpretatie

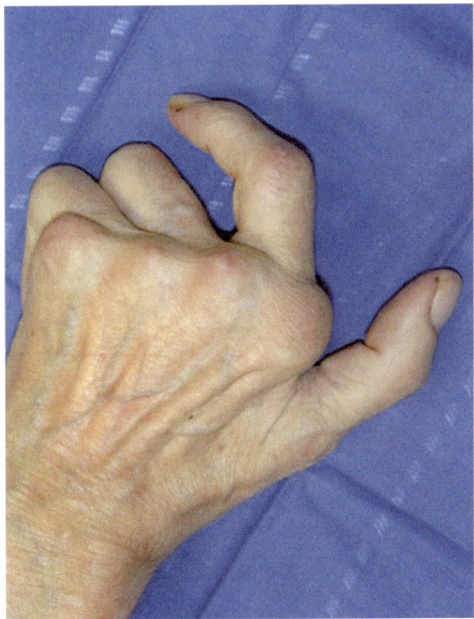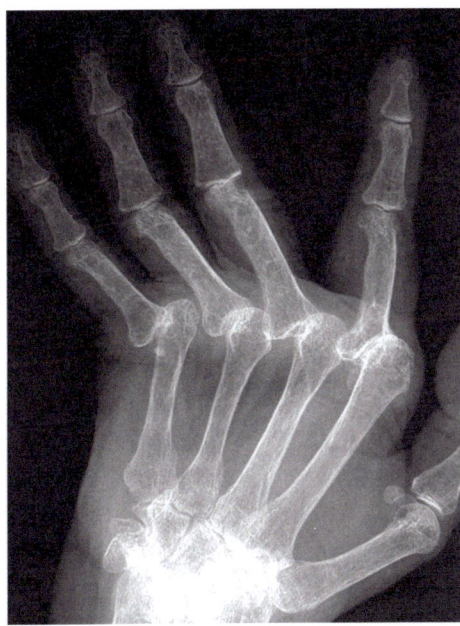

◘ Figuur 12.1 Flexie en ulnaire deviatie van de MCP-gewrichten. De röntgenfoto toont luxatie van de betreffende gewrichten.

12.4 Interpretatie

Hier is sprake van een ernstig misvormde hand ten gevolge van jarenlange reumatoïde artritis van de MCP-gewrichten. Op lange termijn leidt dit tot laxiteit, vormverandering en kraakbeenbeschadiging. Meestal worden de eerste symptomen van reuma aangetroffen in het MCP-gewricht van digiti II en III. Dit was jaren geleden ook bij deze patiënte het geval. Kenmerkend zijn de naar ulnair geluxeerde vingers, de luxatie van de vingerextensoren naar ulnair en de beperkte mogelijkheid tot actieve extensie van de vingers.

> **Strekking van de vingers bij reumatoïde artritis**
> De vingers van een 'reumahand' staan meestal in flexie en ulnaire deviatie. De vinger kunnen dan niet goed worden gestrekt; passief is dit beter mogelijk dan actief. De oorzaken van *actieve* extensiebeperkingen van de vingers zijn:
> - luxatie van de MCP-gewrichten;
> - luxatie van de extensorpezen naar ulnair;
> - rupturen van extensorpezen; vaak gebeurt dit ter hoogt van de pols. Berucht is het caput-ulnaesyndroom, waarbij door synoviitis van het distale radio-ulnaire gewricht en aantasting van ulnaire ligamenten, de pees van de m. extensor carpi ulnaris naar volair luxeert. Het kopje van de ulna verliest hiermee zijn stabiliteit en luxeert naar dorsaal. Secundair ontstaan na verloop van tijd rupturen van de extensorpezen en destructie van het polsgewricht;
> - uitval van de n. radialis door compressie ten gevolge van een synoviitis (met kapselzwelling) van de elleboog.

12.5 Aanvullend onderzoek

Er wordt een röntgenfoto gemaakt om de exacte stand van de betrokken botstukken te kunnen beoordelen. De röntgenfoto bevestigt het klinisch beeld (◘ fig. 12.1).

Diagnose	
Reumatoïde artritis met pijn en functieverlies van de MCP-gewrichten van digiti II tot en met V.	

12.6 Therapie

In geval van conservatief beleid zal de patiënte zich moeten neerleggen bij de huidige situatie: de standsafwijking van de vingers is in dit stadium niet te verhelpen door conservatieve maatregelen.

Het alternatief is een operatie waarbij alle aangedane gewrichten worden vervangen door endoprothesen. Een dergelijke artroplastiek[2] wordt altijd gecombineerd met een uitgebreide synovectomie, stabilisatie van extensorpezen die naar ulnair geluxeerd zijn en correctie van de ulnaire deviatie door een transfer van de intrinsieke handspieren naar de radiale zijde van de vingers.

De patiënte kiest in overleg met de orthopeed voor een operatie. Tijdens de artroplastiek worden vier siliconen endoprothesen (◘ fig. 12.2 en 12.3) geplaatst. Na de operatie wordt de hand geïmmobiliseerd met een spalk en bandage. Dit is nodig om het omringende weefsel te laten herstellen van de operatie.

12.7 Follow-up

De stand van de vingers is na de operatie vrijwel genormaliseerd. Het klinisch beeld en de röntgenfoto tonen een sterk verbeterde stand van de geopereerde gewrichten (◘ fig. 12.4).

Na de revalidatie is ook de pijn vrijwel volledig verdwenen en voor de meeste – niet al te zware – bezigheden kan de patiënte haar hand weer goed gebruiken.

Voor de principes voor de revalidatie en concrete oefeningen zie bijlage III.

12.8 Bespreking

Reumatoïde artritis is een auto-immuunaandoening waarbij het afweersysteem van het lichaam zich spontaan richt op lichaamseigen synoviaalweefsel zoals gewrichtskapsel en peesscheden. Aantasting van het gewrichtskapsel (artritis) leidt op termijn tot

---

2   Artroplastiek: een operatie ter verbetering van een misvormd gewricht.

12.8 · Bespreking

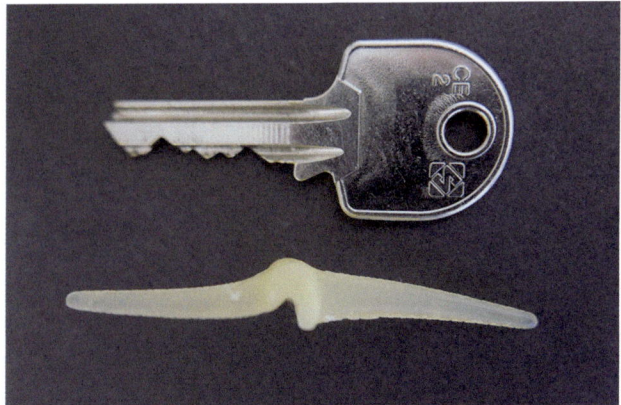

◘ **Figuur 12.2** Siliconen endoprothese.

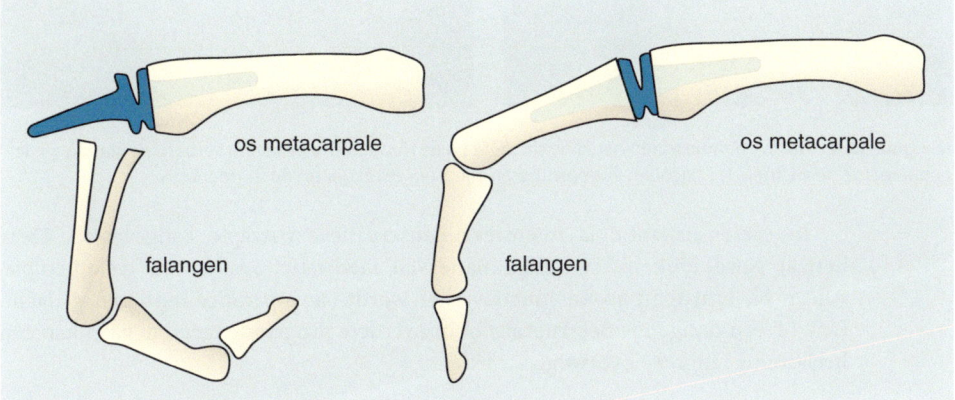

◘ **Figuur 12.3** Een siliconen kunstgewricht vervangt het MCP-gewricht.

instabiliteit, (sub)luxatie en uiteindelijk gewrichtsdestructie. Meestal zijn de MCP-gewrichten als eerste aangedaan. Laxiteit in deze gewrichten veroorzaakt gemakkelijk een ulnairdeviatie en (sub)luxatie. Deze – niet fraai uitziende – standsafwijking hoeft niet altijd grote functionele problemen te veroorzaken. Pas bij extreme standsafwijkingen (◘ fig. 12.1) ontstaat duidelijk functieverlies. Daarnaast kan gewrichtspijn ontstaan wegens reumatische artritiden en secundaire artrose met gewrichtsdestructie. Standsafwijkingen in de handgewrichten beïnvloeden het natuurlijke verloop van pezen. Hierdoor ontstaan gemakkelijk rupturen van pulley's, (sub)luxatie van pezen en peesrupturen.

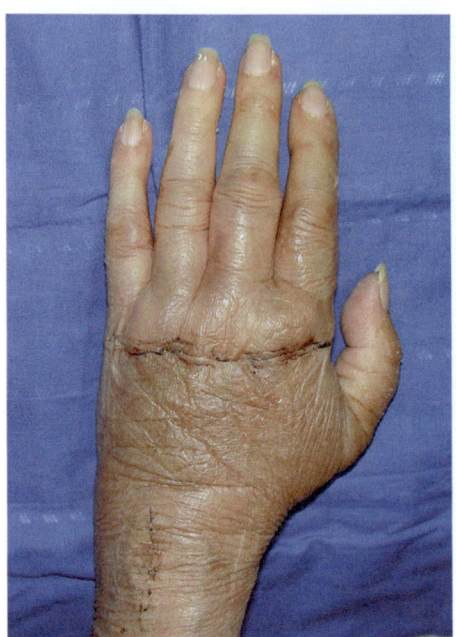 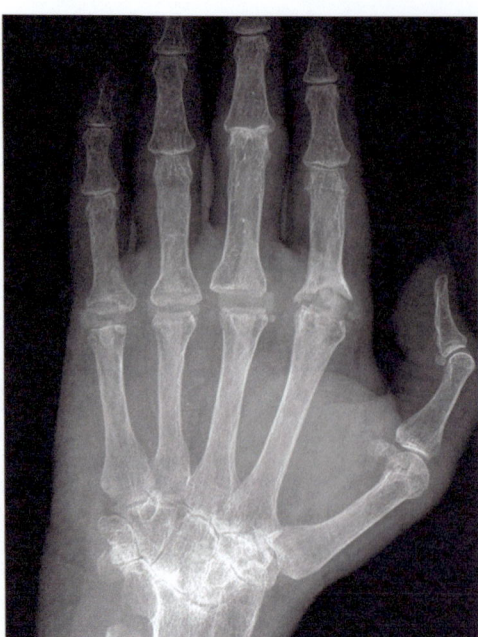

Figuur 12.4 Na de operatie tonen het klinisch beeld en de röntgenfoto een sterk verbeterde stand van de geopereerde gewrichten. De siliconen endoprothesen zijn vaag zichtbaar op de röntgenfoto.

In eerste instantie is intensieve conservatieve therapie aangewezen. Deze bestaat gewoonlijk uit een combinatie van medicatie, spalken en fysiotherapie. Alleen bij ernstige pijn en functieverlies wordt aan operatief ingrijpen gedacht. Ook bij een dreigende peesruptuur of om verdere progressie tegen te gaan kan een heelkundige ingreep overwogen worden.

Een 65-jarige man met hevige pijn in de wijs- en middelvinger

Frederik Verstreken en Koos van Nugteren

Samenvatting

Het verhaal van een man die geleidelijk pijn krijgt in twee vingers. Als de vingers na verloop van tijd stijf worden, krom gaan staan en de pijn toeneemt, bezoekt hij een orthopeed. De vraag is of er nog iets aan te doen is.

13.1 Inspectie – 88

13.2 Algemene palpatie – 88

13.3 Functieonderzoek – 88

13.4 Interpretatie – 88

13.5 Aanvullend onderzoek – 89

13.6 Therapie – 89

13.7 Follow-up – 89

13.8 Bespreking – 91
13.8.1 Conservatief beleid – 91
13.8.2 Operatie: endoprothese – 92

© Bohn Stafleu van Loghum, onderdeel van Springer Media BV 2017
K. van Nugteren et al., *Kunstgewrichten: bovenste extremiteit*, Orthopedische Casuïstiek,
DOI 10.1007/978-90-368-1631-1_13

> Al jaren had deze 65-jarige man last van zijn wijs- en middelvinger: de PIP-gewrichten (proximale interfalangeale gewrichten) deden pijn, vooral als hij werkzaamheden met zijn handen gedaan had. Vaak waren de gewrichten warm en gezwollen. In de loop van de jaren verminderde ook de functie van beide vingers. De mobiliteit nam steeds meer af en er ontstond een scheefstand van de vingertoppen naar ulnair. Ook de ringvinger vertoonde – in mindere mate – dezelfde symptomen. Pijnstillers en ontstekingsremmende medicatie die hij van de huisarts kreeg, hielpen niet meer. Toen hij ook 's nachts pijn kreeg en daardoor slecht sliep, besloot hij zijn huisarts nog eens te bezoeken. Deze verwees hem naar de orthopeed.

■■ **Status praesens**

Er is sprake van pijn in de PIP-gewrichten van de vingers. De meeste pijn wordt gevoeld in digiti II en III. Het is niet meer mogelijk een krachtige vuist te maken.

13.1 Inspectie

De aangedane PIP-gewrichten zijn dikker dan de niet aangedane gewrichten. De vingers staan enigszins krom.

13.2 Algemene palpatie

Er is sprake van lichte temperatuurverhoging in de aangedane gewrichten.

13.3 Functieonderzoek

- Digitus II: flexie is tot 34° mogelijk, extensie is 10° beperkt; er bestaat dus een klein bewegingstraject van slechts 24°.
- Digitus III: flexie is 37° mogelijk, extensie is 10° beperkt.
- Digitus IV vertoont eindstandige beperkingen van de flexie en extensie.

13.4 Interpretatie

Het functieonderzoek toont een fors capsulair patroon van de aangedane gewrichten. Verhaal, inspectie, functieonderzoek en ook locatie van de aandoening wijzen alle op een ernstige arthrosis deformans van de PIP-gewrichten van digiti II en III en in mindere mate van digitus IV.

13.5 Aanvullend onderzoek

Er wordt een conventionele röntgenfoto gemaakt (□fig. 13.1). Deze toont, zoals het functieonderzoek al deed vermoeden, arthrosis deformans van de PIP-gewrichten van digiti II, III en in mindere mate digitus IV. Verder is een ulnaire deviatie van de twee distale falangen van digiti II en III zichtbaar.

> **Diagnose**
>
> Arthrosis deformans van de PIP-gewrichten van digiti II en III en in mindere mate digitus IV.

13.6 Therapie

In dit stadium hebben conservatieve maatregelen in het algemeen geen effect meer. Als de pijn hanteerbaar is, wordt gekozen voor conservatief afwachtend beleid, omdat operaties ingrijpend zijn en niet altijd voor een definitieve oplossing zorgen. Bij hevige pijn, zoals het geval is bij deze patiënt, zijn er twee operatieve behandelopties: een artrodese of een endoprothese (kunstgewricht) voor de meest aangedane vingers. In dit geval wordt gekozen voor het inbrengen van pyrocarbon endoprothesen (□fig. 13.2a) in de wijs- en middelvinger.

> **Pyrocarbon of siliconen?**
> Prothesen van pyrocarbon zijn niet-verbonden prothesen. Dat betekent dat de stabiliteit van het kunstgewricht volledig afhankelijk is van de kwaliteit van de gewrichtsbanden rond het aangedane gewricht. Siliconen prothesen zijn weliswaar erg flexibel, maar er bestaat een verbinding tussen de distale en de proximale component van de prothese. Het is dus een verbonden prothese die van zichzelf enige stabiliteit vertoont. Voor een chirurg zal de keuze pyrocarbon of siliconen dus mede afhangen van de kwaliteit van de gewrichtsbanden rond het aangedane gewricht.

13.7 Follow-up

Een postoperatief genomen röntgenfoto toont een goede stand van de prothesen (□fig. 13.3).

De patiënt revalideert snel en is zeer tevreden met het behaalde resultaat. De pijn is verdwenen en de beweeglijkheid van de vinger is toegenomen. Digitus II kan nu 50° buigen (was 34°) en digitus III kan 56° buigen (was 37°).

Voor algemene informatie over handrevalidatie en concrete oefeningen zie ►bijlage III.

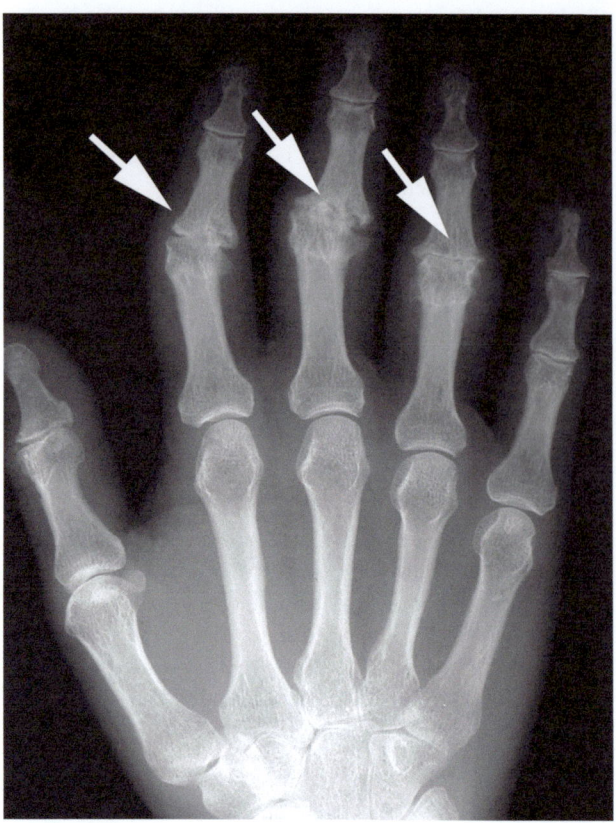

Figuur 13.1 De conventionele röntgenfoto toont arthrosis deformans van de PIP-gewrichten van digiti II en III en in mindere mate digitus IV. Verder is een ulnaire deviatie van de twee distale falangen van digiti II en III zichtbaar.

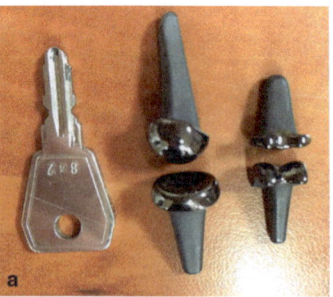 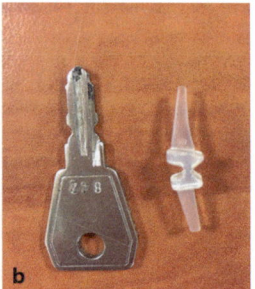

Figuur 13.2 a Pyrocarbon prothesen: links van het MCP-gewricht, rechts van het PIP-gewricht. **b** Ter vergelijking een siliconen prothese van het PIP-gewricht.

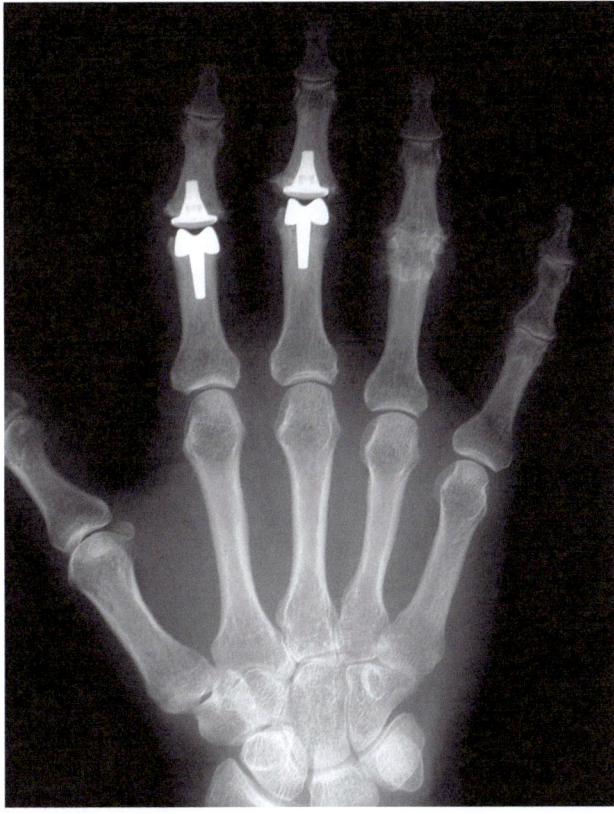

Figuur 13.3 De röntgenfoto toont de endoprothesen en de gecorrigeerde stand van digiti I en II.

13.8 Bespreking

Arthrosis deformans van de hand treft vooral de interfalangeale gewrichten (◘fig. 13.4) en het CMC1-gewricht (zie ►H. 10 en 11). Dit in tegenstelling tot reumatoïde artritis die vooral de MCP-gewrichten aantast (zie ►H. 12).

13.8.1 Conservatief beleid

Conservatieve maatregelen bestaan uit het onderhouden en verbeteren van de mobiliteit en spierkracht, vooral door contractie van de lange, polsoverbruggende musculatuur. Tijdens de oefeningen moeten de vingergewrichten zich steeds in een normale anatomische positie bevinden. Valgus-varuskrachten, die onder andere optreden bij het knijpen in ballen, worden afgeraden.

    Het is van belang om ook in het dagelijks leven onfysiologische belastingen op de vingergewrichten te vermijden, zoals wringen, potten opendraaien en dergelijke. Hulpmiddelen kunnen hierbij een uitkomst bieden (◘fig. 11.4).

    Soms zorgt het dragen van een spalk voor pijnvermindering. Vooral voor artrose van het basisgewricht van de duim is dit zinvol (zie ►par. 11.4).

Mobiliteit en spierkracht

Leefregels

Spalken

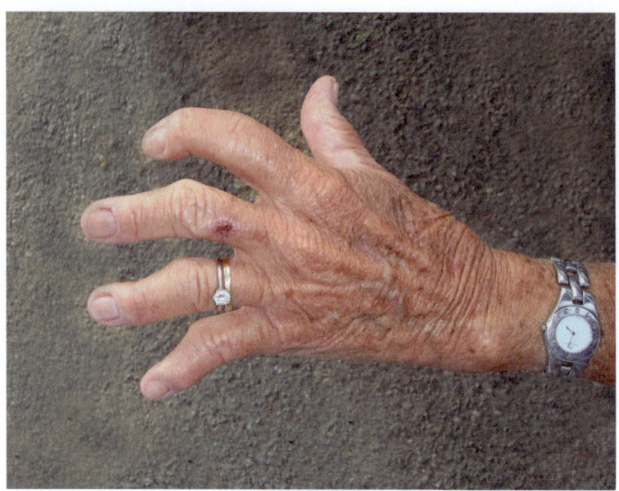

Figuur 13.4 Artrotische hand van een 84-jarige vrouw. Arthrosis deformans van de hand treft vooral de interfalangeale gewrichten en het CMC1-gewricht.

13.8.2 Operatie: endoprothese

Het toepassen van prothesen in vingergewrichten wordt vooral gedaan om pijnklachten te verminderen. Meestal levert het ook een verbetering van de mobiliteit op, zoals bij deze patiënt, maar dat kan niet gegarandeerd worden. Er is nog niet veel bekend over de resultaten op lange termijn: de meeste studies hebben ongeveer twee tot drie jaar follow-up. De resultaten tot dusverre zijn in het algemeen redelijk goed (ongeveer 70 % tevredenheid) maar niet fantastisch en er is een hoog risico op complicaties. Complicaties kunnen divers zijn, onder andere: loslating van de endoprothese, infecties, verstijving van het gewricht en pijn.

Bijlagen

Bijlage I De schouderprothese: postoperatieve revalidatie – 95

Bijlage II De elleboogprothese: postoperatieve revalidatie – 109

Bijlage III Handrevalidatie: algemene principes – 121

Eerder verschenen delen uit de serie Orthopedische Casuïstiek – 137

Register – 139

Bijlage I
De schouderprothese: postoperatieve revalidatie

Koos van Nugteren

© Bohn Stafleu van Loghum, onderdeel van Springer Media BV 2017
K. van Nugteren et al., *Kunstgewrichten: bovenste extremiteit*, Orthopedische Casuïstiek,
DOI 10.1007/978-90-368-1631-1

Protocollen voor de postoperatieve revalidatie van een totale schouderprothese verschillen nogal per ziekenhuis. In de wetenschappelijke literatuur bestaat geen overeenstemming over de beste formule voor een snelle en veilige revalidatie. Het hierna volgende revalidatieschema moet dan ook beschouwd worden als een richtlijn voor de gemiddelde patiënt.

Allereerst is het goed om te weten welk type endoprothese is ingebracht.
Voor de schouder bestaan verschillende typen endoprothesen:
- Hemiartroplastiek: alleen de kop wordt vervangen:
    - gesteelde humeruskop;
    - ongesteelde humeruskop;
    - resurfacing waarbij alleen het kraakbeenoppervlak van de humeruskop wordt vervangen door een implantaat, ook wel fietsbelprothese genoemd.

- Totale artroplastiek:
    - gesteelde humeruskop;
    - ongesteelde humeruskop.

- Omgekeerde schouderprothese: de kop en de kom worden omgewisseld.

Het type schouderprothese is van invloed op de revalidatie. We bespreken hierna enkele aandachtspunten [1].

Alle typen schouderprothesen

Voorzichtig met exoroteren

Voor alle typen schouderprothesen geldt dat de exorotatie, passief en actief, in de eerste drie weken niet meer dan 20° mag bedragen. Van drie tot zes weken na de operatie mag de exorotatie niet meer dan 45° bedragen. Bij verdere exorotatie ontstaat namelijk rek van de bij de operatie gehechte m. subscapularis. Deze spier wordt bij het plaatsen van de prothese los geprepareerd en daarna weer gere-insereerd. De hechting blijft minstens zes weken kwetsbaar. Om dezelfde reden is eindstandige endorotatie en endorotatie tegen weerstand de eerste zes weken niet toegestaan.

De omgekeerde schouderprothese

Exorotatie niet mogelijk

Bij de omgekeerde schouderprothese zijn de m. supraspinatus, de m. infraspinatus en de m. teres minor gewoonlijk niet meer intact. Dat betekent dat actieve exorotatie en exorotatie tegen weerstand niet meer goed mogelijk zijn. Er zijn immers geen andere exorotatoren van de schouder.

Voorzichtig met endorotatie
Nadruk op m. deltoideus

Geforceerde endorotatie, ook passief, is de eerste zes weken niet toegestaan vanwege risico op luxaties.
Bij krachttraining ligt de nadruk op de m. deltoideus (vanaf drie maanden na de operatie).

De revalidatie[1]

Na de operatie wordt voor het comfort van de patiënt de schouder drie tot zes weken geïmmobiliseerd (◘fig. B.1). De *immobiliser* wordt vooral 's nachts gedragen en buiten bij het wandelen. Bij het oefenen gaat het verband uit. Geleidelijk, in de loop van weken, draagt de patiënt het verband steeds minder [1].

Direct na de operatie

Gedurende de eerste zes weken wordt afgeraden om te fietsen, auto te rijden, op de geopereerde arm te liggen, op te drukken uit een stoel, gewichten te tillen en de arm ver naar buiten of naar binnen te draaien. Bij hevige inflammatie kan men overwegen het gewricht regelmatig te koelen met een ijspakking. Oefenen gebeurt altijd op geleide van de pijn. Het is voor de patiënt beter om gedurende de dag regelmatig lichte oefeningen uit te voeren dan om een of twee keer per dag zwaar te oefenen.

Leefregels

Alle hierna getoonde oefeningen kunnen worden gebruikt in de postoperatieve revalidatie. Het verdient aanbeveling om huiswerkoefeningen regelmatig, door de dag heen, uit te laten voeren.

Oefenfrequentie

De revalidatie duurt, afhankelijk van de leeftijd en conditie van de patiënt, drie tot zes maanden. De patiënt oefent op geleide van de pijn.

- Mobiliseren van pols en elleboog (◘fig. B.2a, b, B.3a). Dit kan passief, geleid actief en actief gebeuren. Vaak is sprake van zwelling van de arm die de mobiliteit negatief beïnvloedt.
- Bewegen van de schoudergordel (◘fig. B.3b).
- Voorzichtige (!) passieve mobilisaties van de schouder (◘fig. B.4a, b) beginnend in het scapulaire vlak.
- Oefeningen met de katrol om de elevatie te verbeteren (◘fig. B.5a).
- Oefeningen met een stok: hiermee kan de patiënt geleid actieve oefeningen uitvoeren ter verbetering van de anteflexie en abductie (◘fig. B.5b).
- Exorotatie wordt nooit geforceerd; voorzichtige mobilisatie wordt pas na drie weken toegepast en is na zes weken toegestaan tot maximaal 40° (◘fig. B.6a, b). De exorotatie wordt alleen gemobiliseerd bij 0° abductie, en niet in de *late cocking position*.
- Pendeloefeningen, uitgevoerd door de patiënt (◘fig. B.7a, b).
- Na enkele weken kan men beginnen met semi-geslotenketenoefeningen, eerst met de arm naar beneden en vervolgens steeds verder in elevatie. Als hulpmiddel kan men een bal of een doek gebruiken (◘fig. B.8a, b, B.9a, b, B.10a).

nul – zes weken

- Verder mobiliseren van de elevatie tot de eindstand van het gewricht. Dit kan onder andere weer gebeuren in de vorm van semi-geslotenketenoefeningen. Uiteraard begint men met lage belastingen en veel herhalingen. Behalve de semi-geslotenketenoefeningen is de armergometer (◘fig. B.10b) hiervoor geschikt.
- Lichte spierversterkende oefeningen van de rotatorcuffspieren en m. deltoideus bij de totale of hemischouderprothese (◘fig. B.11a, b, B.12a, b, B.13a, b, B.14a).
- Lichte spierversterkende oefeningen voor *alleen* de m. deltoideus in geval van een omgekeerde schouderprothese (◘fig. B.12b, B.13a, b, B.14a). De rotatorcuffspieren functioneren immers niet meer.

zes weken – drie maanden

---

1 Nota bene: het protocol voor een revalidatieprogramma na een schouderoperatie kan enigszins verschillen per ziekenhuis

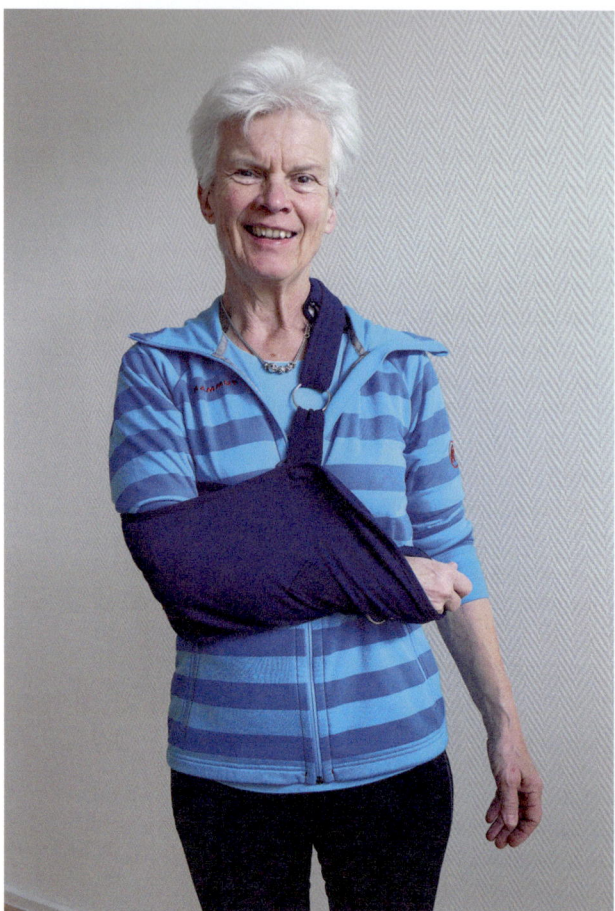

Figuur B.1 Na de operatie wordt de schouder voor het comfort van de patiënt geïmmobiliseerd.

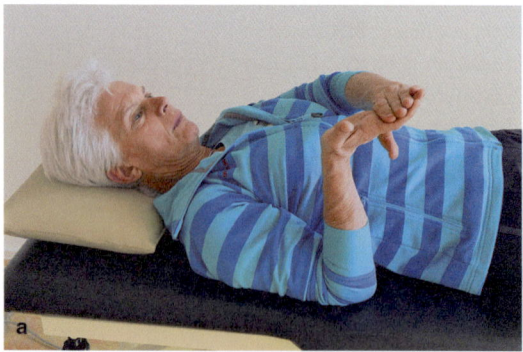 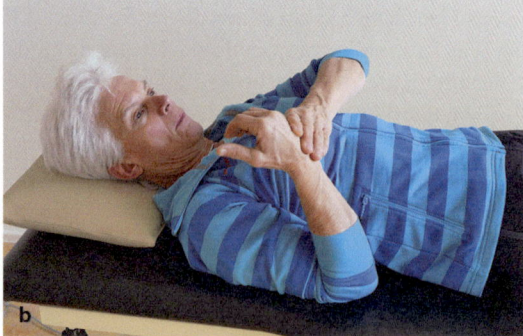

Figuur B.2 a Passief bewegen van de hand in lig door de therapeut en/of de patiënt. b Passief bewegen van de elleboog in lig door de therapeut en/of de patiënt.

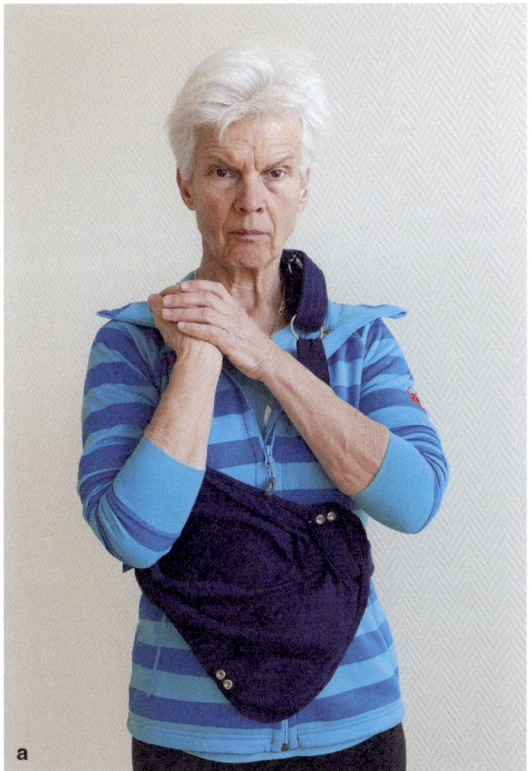 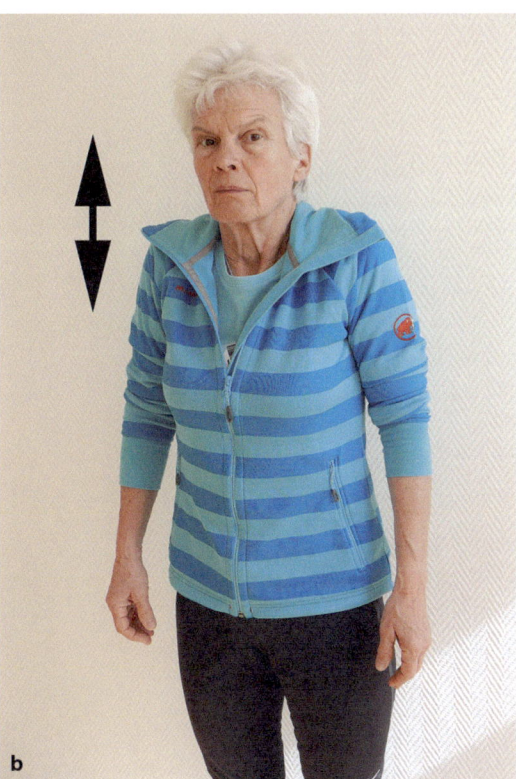

Figuur B.3 a Passief bewegen van hand en elleboog in stand door de therapeut en/of de patiënt.
b Bewegen van de schoudergordel: omhoog-omlaag, voor-achterwaarts en rondjes draaien.

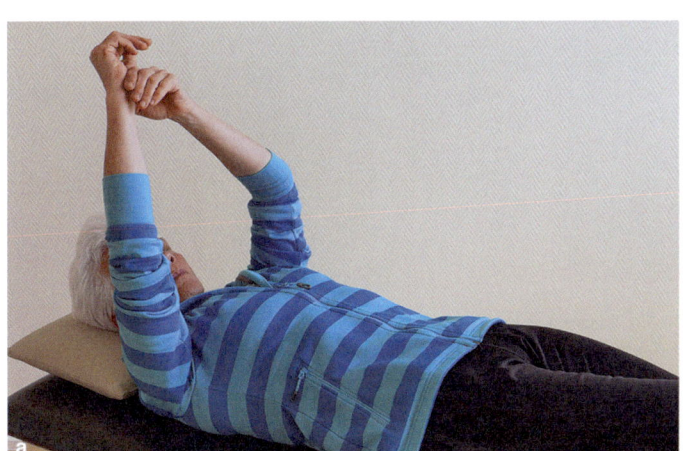 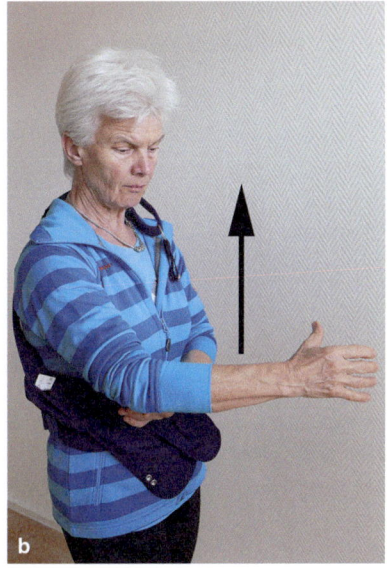

Figuur B.4 a Elevatie van de arm in lig, passief en geleid actief door de therapeut of door de patiënt. b Passieve elevatie van de arm in stand, uitgevoerd door de therapeut of door de patiënt. Passief en geleid actief.

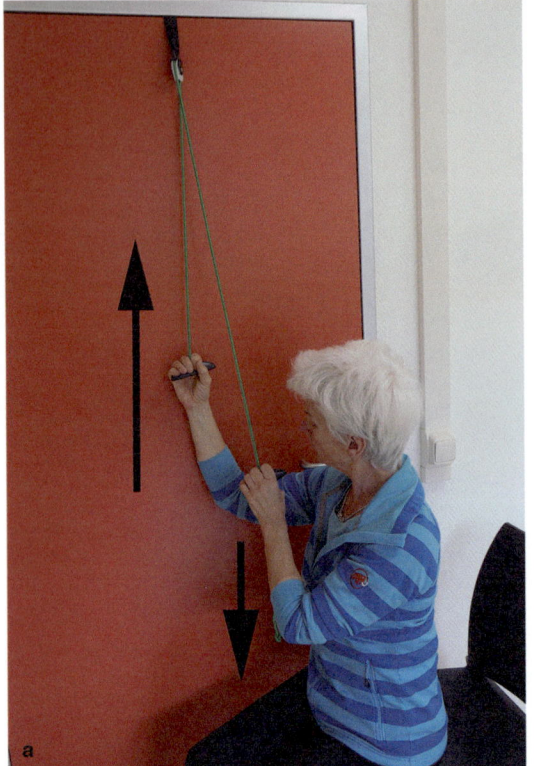
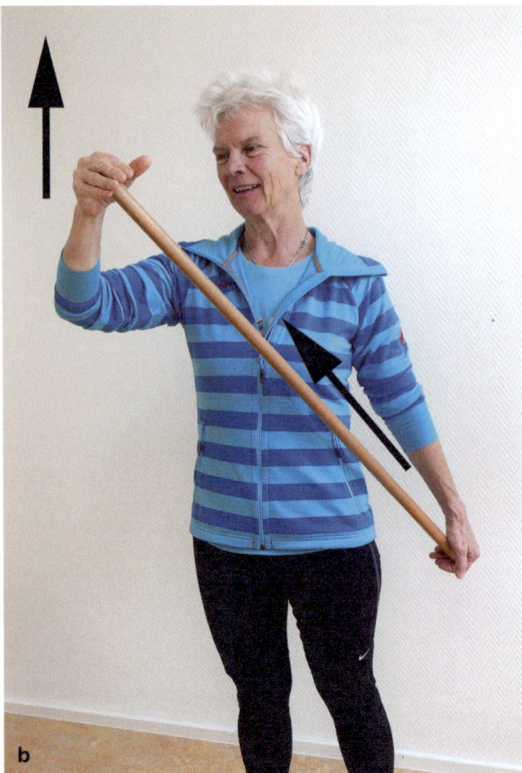

Figuur B.5 a Elevatie van de arm, passief of geleid actief uitgevoerd door de patiënt met een katrol. b Elevatie van de arm, uitgevoerd met een stok.

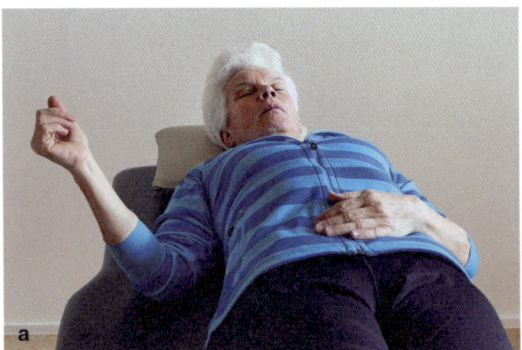
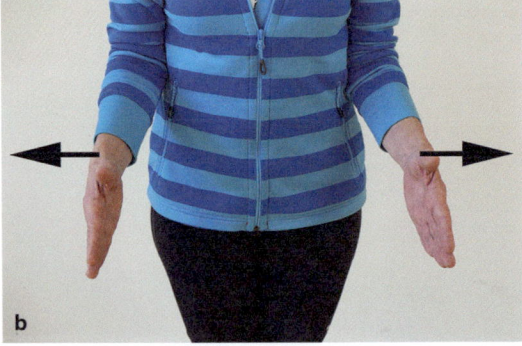

Figuur B.6 a Actief uitgevoerde exorotatie in lig, toegestaan tot maximaal 20° in de eerste drie weken. Op geleide van de pijn. b Actief uitgevoerde exorotatie in stand, toegestaan tot maximaal 20° in de eerste drie weken. Op geleide van de pijn.

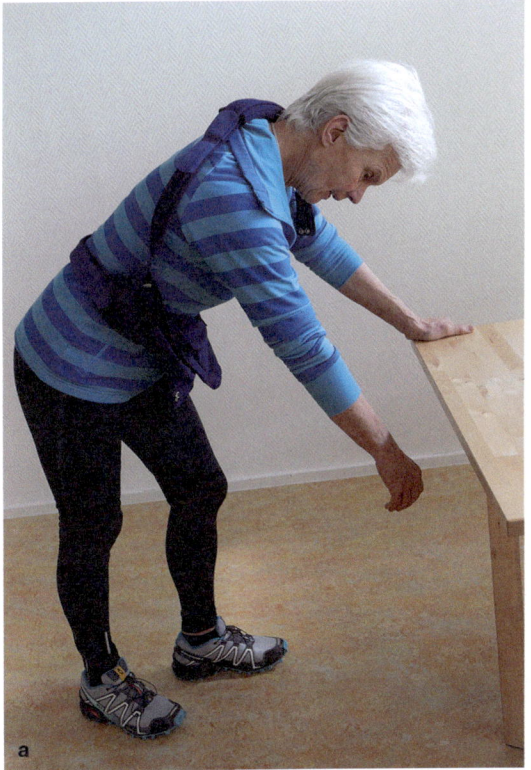 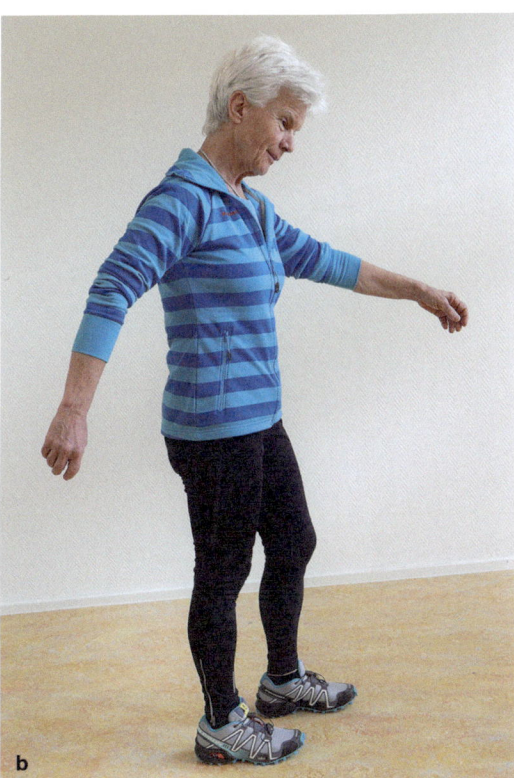

Figuur B.7 a Pendeloefeningen zijwaarts en/of rondjes draaien. b Pendeloefeningen voor-achterwaarts.

- Mobiliseren van de rotaties. Geleidelijk, in de loop van weken, wordt de beweeglijkheid vergroot tot aan de eindstanden van het gewricht (◘ fig. B.14b, B.15a).
- Lichte functionele oefentherapie.
- Spierversterkende oefeningen van rotatorcuffspieren (als deze nog intact zijn) en m. deltoideus bij alle typen prothesen. Geleidelijk werkt men toe naar hogere belastingen en minder herhalingen. Men kan eerst gebruikmaken van elastische banden (◘ fig. B.11a, b, B.12a) en vervolgens openketenoefeningen toepassen al of niet met dumbells (◘ fig. B.13a, b, B.14a). Het verdient aanbeveling om ook excentrisch uitgevoerde spierversterking toe te passen aangezien hierbij meer kracht kan worden geleverd met minder inspanning.
- Oefenen van de steunfunctie van de arm (◘ fig. B.15b, B.16a, b).
- Coördinatietraining bijvoorbeeld door gebruik te maken van een bal (◘ fig. B.17a).
- Functionele oefentherapie: denk hierbij aan de mogelijkheid de haren te kammen, kopjes op dienbladen te dragen, voorwerpen in een kast te zetten enzovoort (◘ fig. B.17b, B.18a, b).
- Indien van toepassing: sportspecifieke training (◘ fig. B.19). Nota bene: bovenhands sporten, zoals tennissen, is vaak niet meer mogelijk.

Na drie maanden

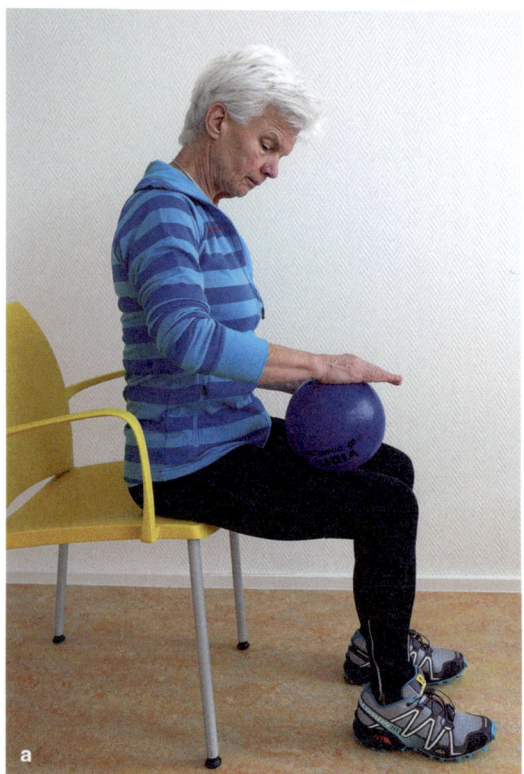 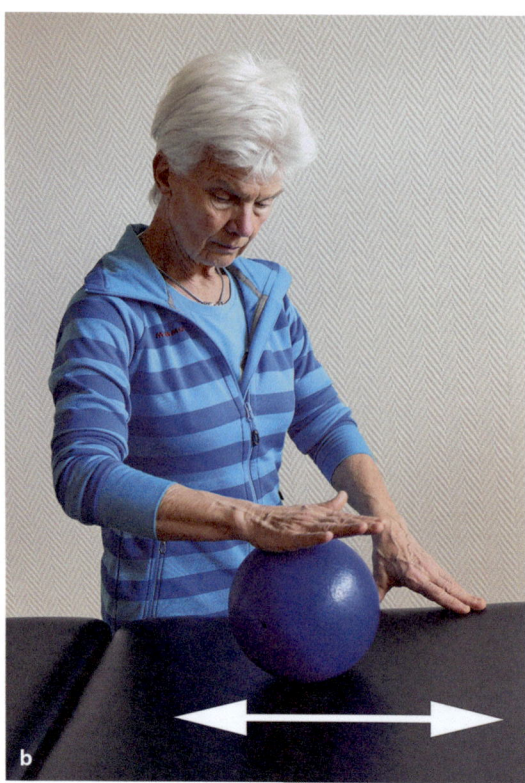

◘ **Figuur B.8** **a** In zit: voor-achterwaarts bewegen met de hand over het bovenbeen, al of niet met gebruikmaking van een bal. **b** Semi-geslotenketenoefeningen over een horizontaal vlak: met bal of doek.

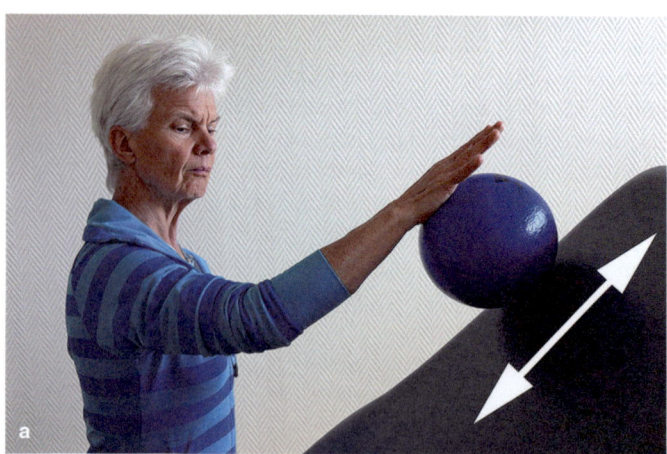 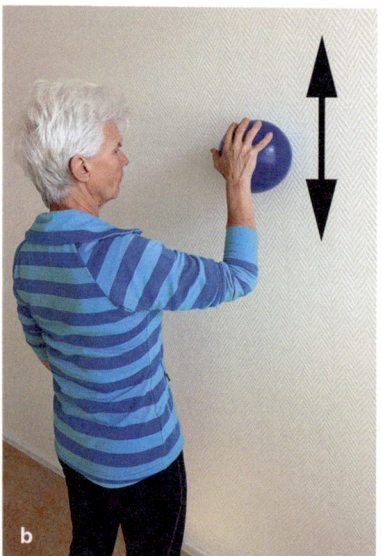

◘ **Figuur B.9** **a** Semi-geslotenketenoefeningen over een schuin vlak: met bal of doek. **b** Semigesloten-ketenoefening over een verticaal vlak met een bal.

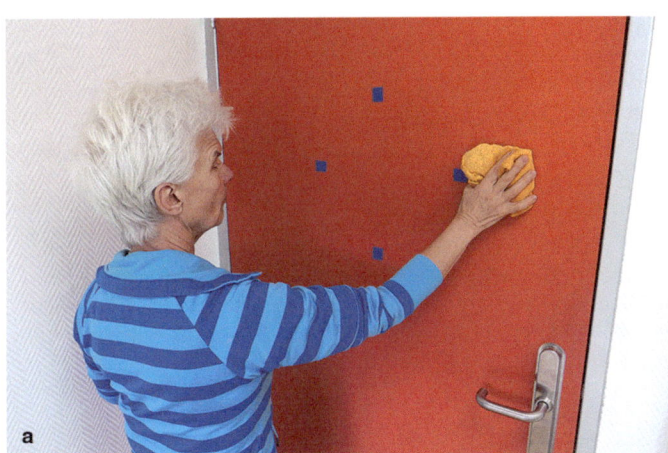
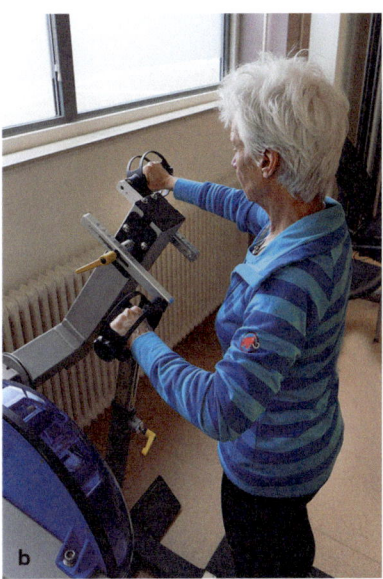

Figuur B.10 **a** Semi-geslotenketenoefeningen over een verticaal vlak met een doek. **b** Oefenen aan de armergometer.

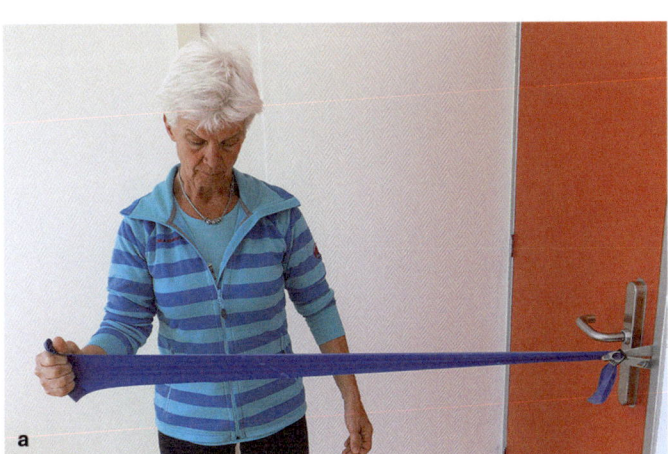
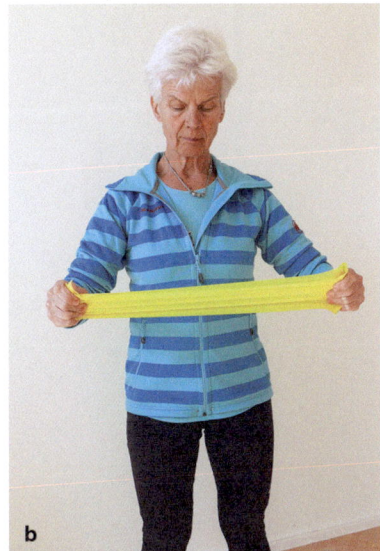

Figuur B.11 **a** Spierversterkende oefening van (vooral) de m. supra- en infraspinatus. Alleen toepasbaar als deze nog intact zijn. **b** Spierversterkende oefening van (vooral) de m. supra- en infraspinatus. Alleen toepasbaar als deze nog intact zijn.

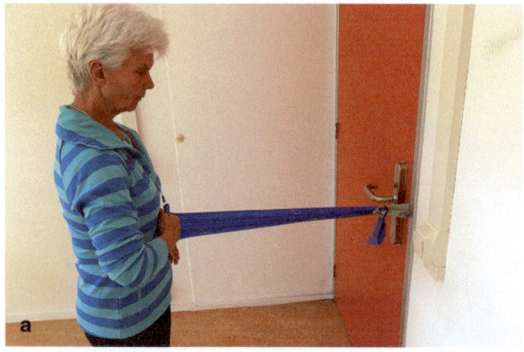 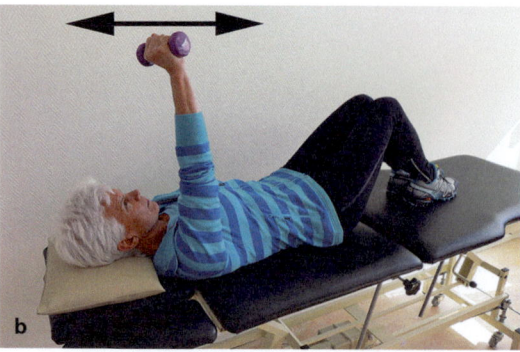

Figuur B.12 **a** Spierversterkende oefening van (vooral) de m. subscapularis. Alleen toepasbaar als deze nog intact is. De eerste zes weken mag deze spier niet worden geoefend. **b** Oefeningen voor de m. deltoideus in lig: vanuit 90° anteflexie beweegt de patiënt de arm in verschillende richtingen, al of niet met een dumbell in de hand. Dit is een goede oefening als de rotatorcuffspieren niet meer functioneren.

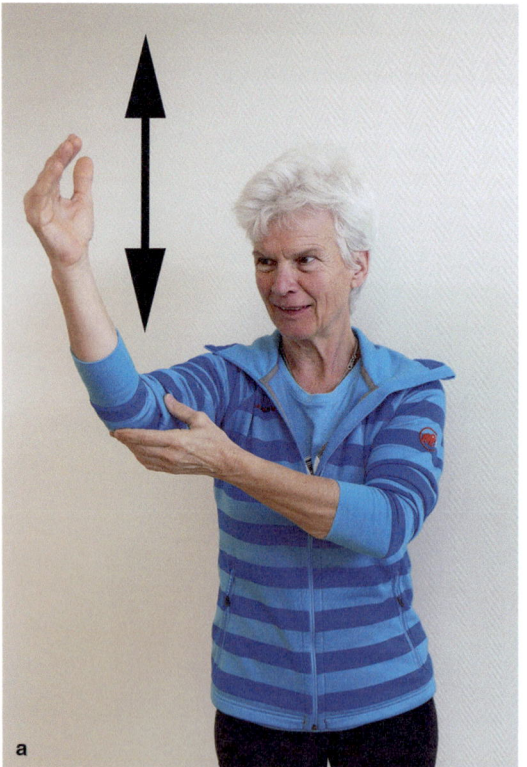 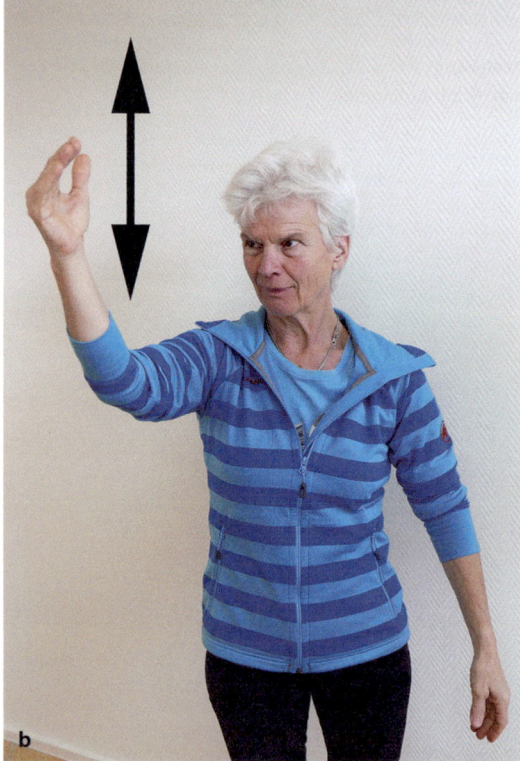

Figuur B.13 **a** Geleid actieve oefeningen voor de m. deltoideus. Bij het omlaag bewegen van de arm kan de ondersteuning worden weggelaten; de m. deltoideus contraheert dan excentrisch. **b** Elevatie van de arm zonder ondersteuning.

Bijlage I De schouderprothese: postoperatieve revalidatie

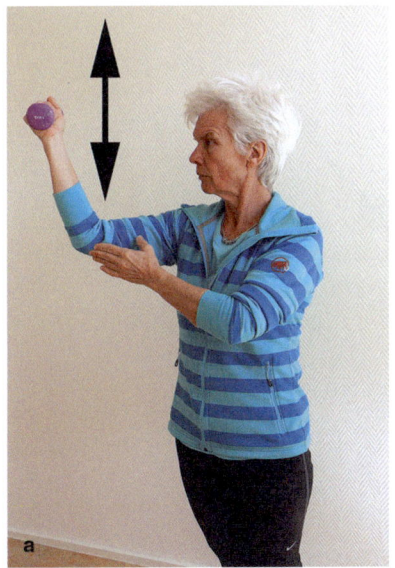
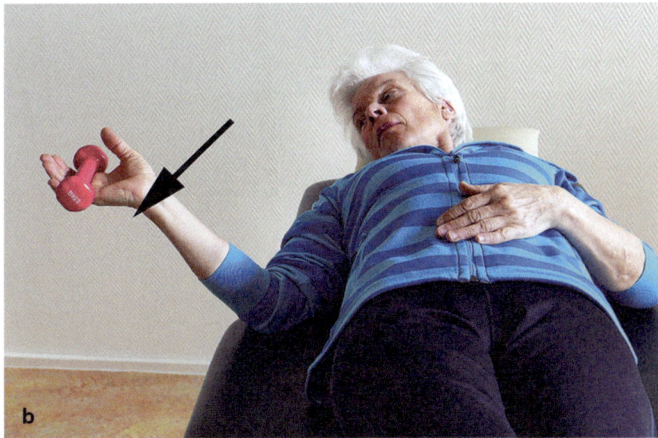

◘ **Figuur B.14** **a** Excentrische spierversterkende oefening voor de m. deltoideus met dumbell; bij het heffen van de arm wordt deze ondersteund, bij het laten zakken niet. **b** Mobilisering van de exorotatie tot 45° met een kleine dumbell. Deze oefening mag pas vanaf drie weken postoperatief worden uitgevoerd. Na zes weken mag de volledige bewegingsuitslag worden nagestreefd.

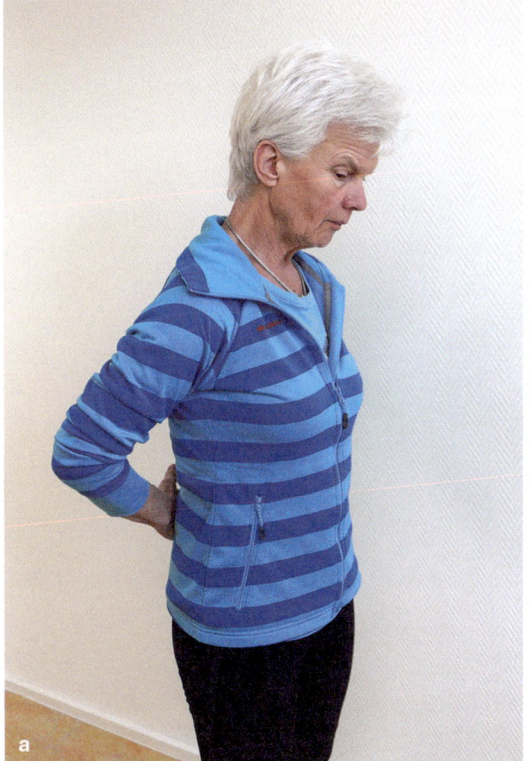
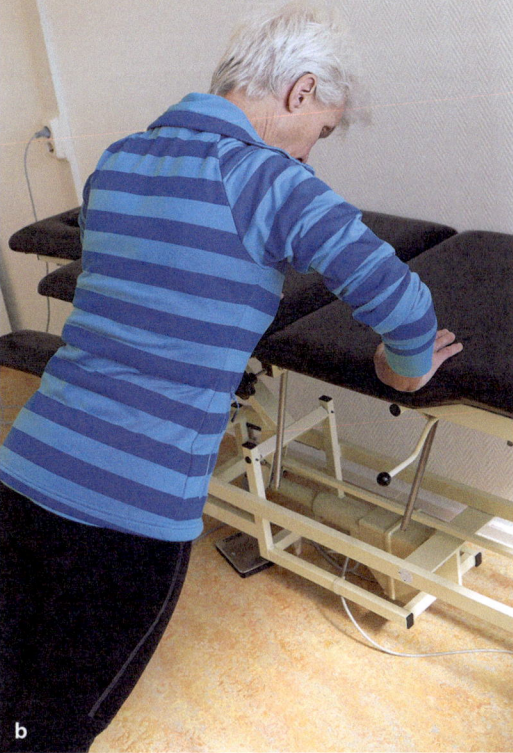

◘ **Figuur B.15** **a** Mobiliseren van de endorotatie: dit is pas toegestaan na zes weken. **b** Oefenen van de steunfunctie (naar voren) van de arm.

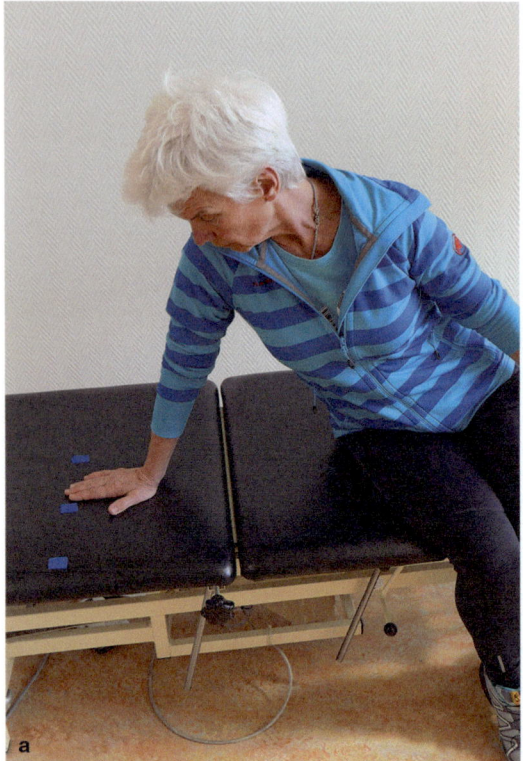
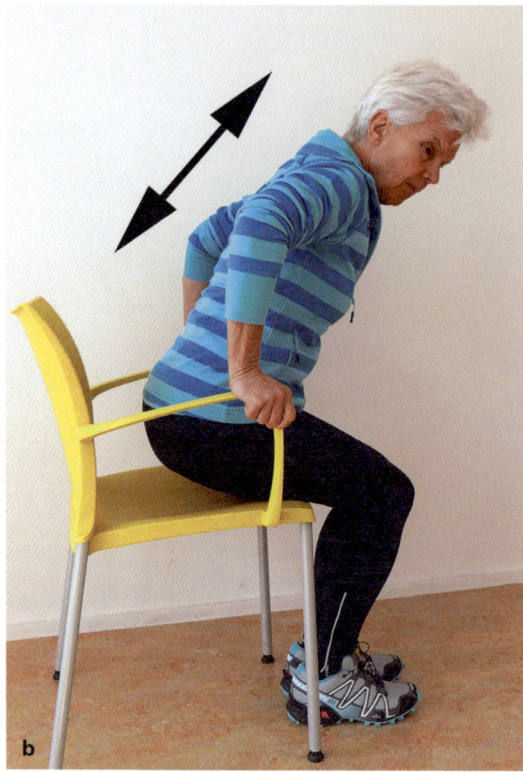

◘ Figuur B.16 **a** Zijwaarts steunen op de geopereerde arm al of niet met training van opvangreacties. **b** Training van steunen naar onder; is tevens een functionele oefening van opstaan en gaan zitten.

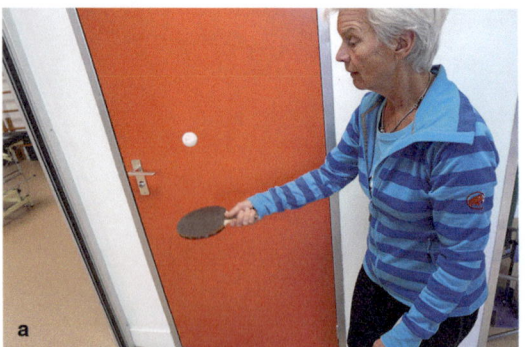
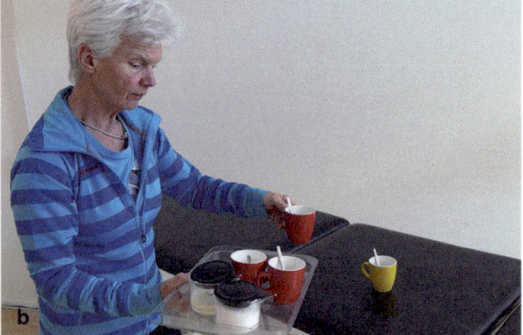

◘ Figuur B.17 **a** Oefenen van de coördinatie: hoog houden van een tafeltennisballetje.
b Functioneel oefenen: dragen van voorwerpen zoals een dienblad.

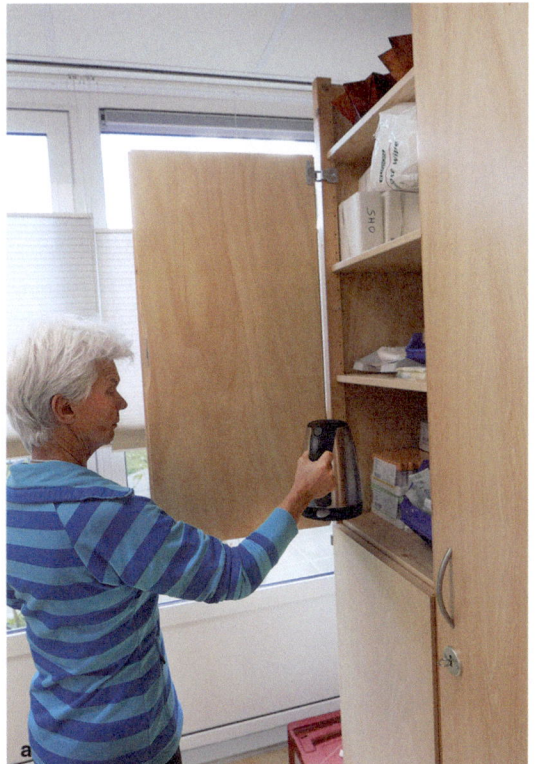 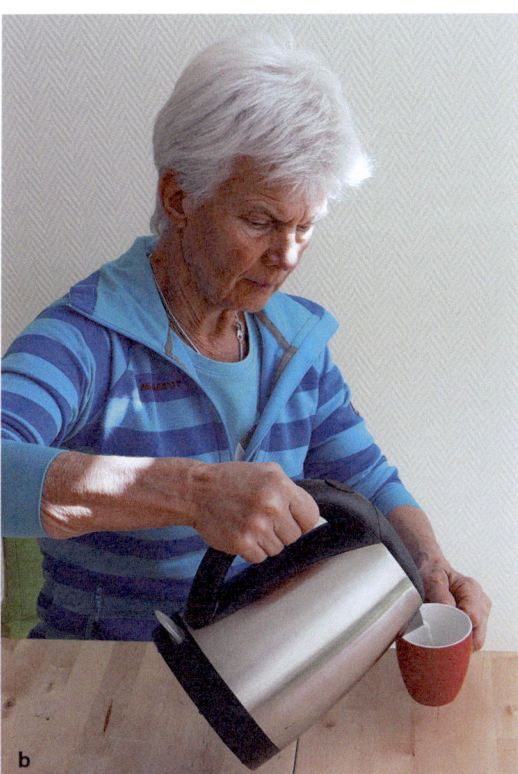

◘ **Figuur B.18** a Functioneel oefenen: het plaatsen van voorwerpen hoog in een kast.
b Functioneel en coördinatief: inschenken. Varieer de mate van vulling van de kan.

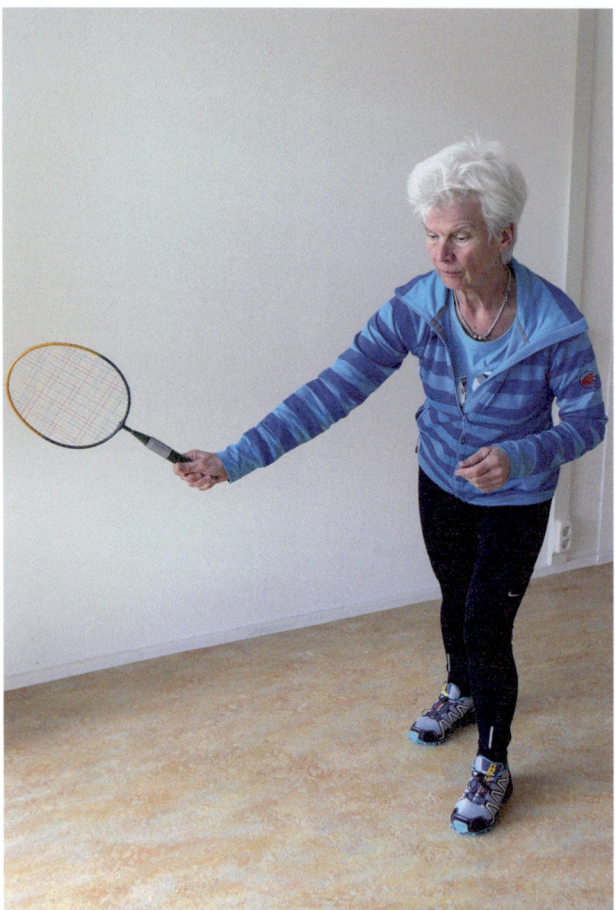

Figuur B.19 Sportspecifieke training, indien van toepassing.

Bijlage II
De elleboogprothese: postoperatieve revalidatie [1]

Koos van Nugteren

© Bohn Stafleu van Loghum, onderdeel van Springer Media BV 2017
K. van Nugteren et al., *Kunstgewrichten: bovenste extremiteit*, Orthopedische Casuïstiek,
DOI 10.1007/978-90-368-1631-1

De belangrijkste redenen om een totale elleboogprothese te implanteren zijn pijn, mobiliteitsverlies en functionele beperkingen, meestal ten gevolge van destructie van het gewricht.

Bij de revalidatie is het dan ook van belang vooral te werken aan:
- pijnvermindering;
- herwinnen van de mobiliteit;
- herstel van functies in het dagelijks leven.

Belangrijke regels

- Forse krachttraining wordt in de revalidatie niet of nauwelijks toegepast; het herhaaldelijk heffen van gewichten van meer dan anderhalve kg en het eenmalig heffen van een gewicht van meer dan 5 kg is riskant voor de prothese en dus verboden, ook na de revalidatieperiode (◘fig. B.20). Om grote krachten in het dagelijks leven te voorkomen kan men gebruikmaken van huishoudelijke hulpmiddelen, zoals een potopener (◘fig. B.21).
- De tricepsinsertie wordt tijdens de operatie losgemaakt van het olecranon en na het plaatsen van de endoprothese gerefixeerd. Het is dan ook niet toegestaan om gedurende de eerste twee maanden de elleboog te strekken tegen weerstand of anderszins de m. triceps te belasten (◘fig. B.22). Ook eindstandige passieve flexie van de elleboog is in deze periode niet toegestaan omdat hierbij rek optreedt van de m. triceps.
- Vermijd grote krachten op de elleboog tijdens eindstandige flexie, ook na twee maanden. Hierdoor kan de prothese losraken (◘fig. B.23 en B.24).
- Vermijd varus-valguskrachten op de elleboog. Dit is vooral van belang bij de niet-verbonden (*non constrained*) prothese omdat hierbij de collaterale banden moeten worden beschermd (◘fig. B.25).
- Let op tekenen van infectie. Belangrijke alarmsignalen zijn: een wond die moeilijk geneest, een zeer rood en warm gewricht, een patiënt die zich ziek voelt, al of niet met koorts. Het is van groot belang dat een infectie behandeld wordt. Vaak gebeurt dit met intraveneuze toediening van antibiotica in combinatie met heelkundige spoelingen. Soms moet de prothese verwijderd worden [1].
- Intensieve passieve manuele mobilisaties zijn gecontra-indiceerd.

De volgende oefeningen kunnen worden gebruikt bij de revalidatie van een totale elleboogprothese. Nota bene: het protocol voor de revalidatie kan per ziekenhuis en per type prothese enigszins verschillen.

De eerste twee weken

De elleboog wordt de eerste dagen met rust gelaten om de wond goed te laten herstellen. Arm, hand en vingers zijn na de operatie vaak nog erg gezwollen en er is sprake van inflammatie rondom het operatiegebied. Wel dient men de aangrenzende gewrichten te oefenen.
- Mobilisatie van de schouder (◘fig. B.26b en de hand (◘fig. B.26a), uitgevoerd door de fysiotherapeut/kinesitherapeut en/of door de patiënt. De vingers zijn vaak gezwollen en stijf.

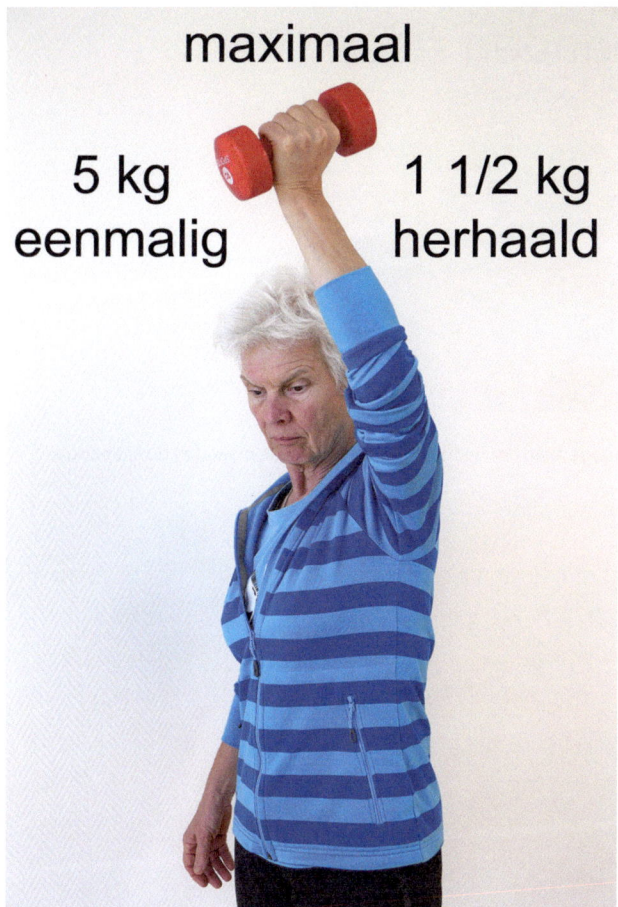

◘ **Figuur B.20** Herhaaldelijk gewichten van meer dan anderhalve kg heffen en eenmalig een gewicht van meer dan 5 kg heffen, is riskant voor de prothese en dus verboden, ook na de revalidatieperiode.

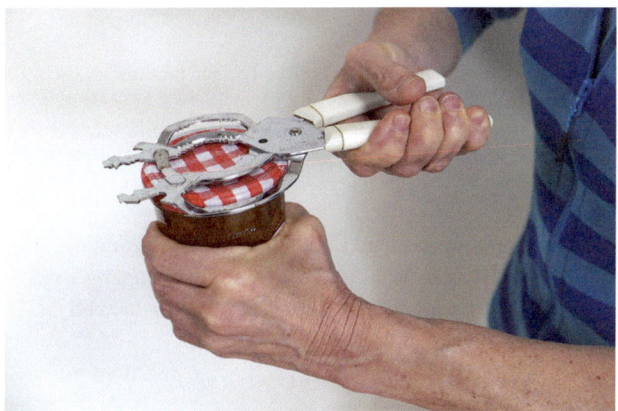

◘ **Figuur B.21** Een potopener.

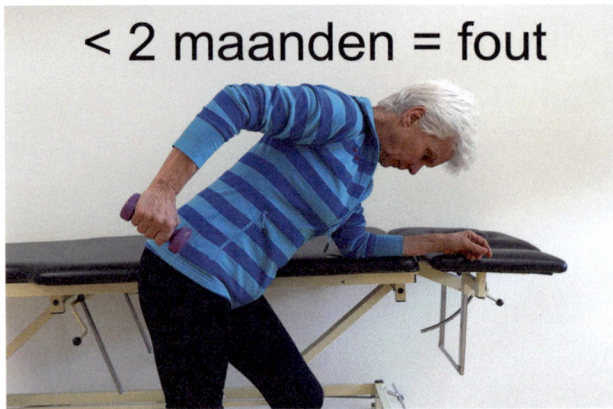

Figuur B.22 Het is niet toegestaan om gedurende de eerste twee maanden de elleboog te strekken tegen weerstand.

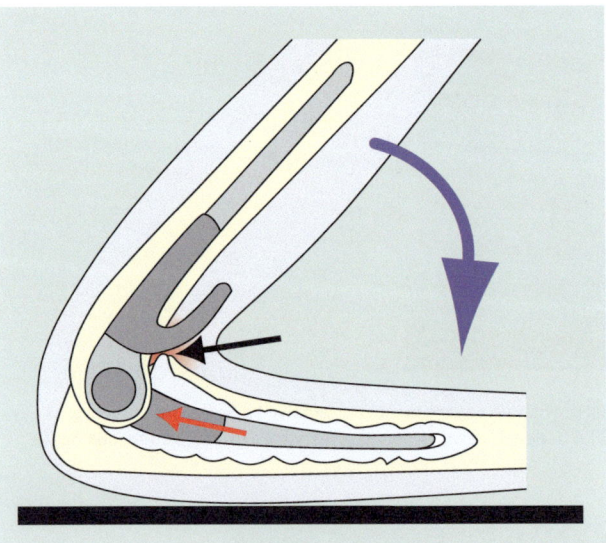

Figuur B.23 Volledige flexie van de elleboog (*paarse pijl*) is bij verbonden prothesen vaak niet meer mogelijk door contact (*zwarte pijl*) tussen enerzijds de ulnacomponent, het cement of de processus coronoideus, en anderzijds de humeruscomponent van de prothese. Doorgevoerde flexie veroorzaakt een hefboomwerking op de ulnacomponent; dit kan leiden tot proximale migratie van de ulnacomponent ofwel loslating (*rode pijl*) (naar Cheung en O'Driscoll [2]).

- Krachttraining van vinger- en polsspieren met hulp van een handtrainer (fig. B.27a). Knijpen in een balletje wordt afgeraden omdat de vingergewrichten hierbij onfysiologisch worden belast (fig. B.28). Dit is met name van belang voor reumapatiënten met aangedane vingergewrichten.
- Koelen van het geopereerde gebied als er sprake is van hevige pijn door inflammatie.

Bijlage II De elleboogprothese: postoperatieve revalidatie

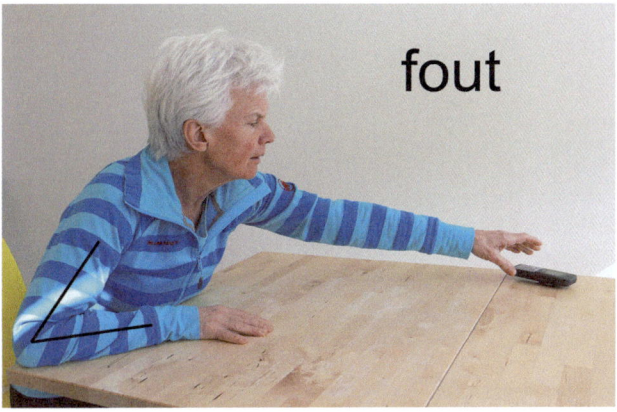

Figuur B.24 Vermijd grote krachten op de (hier rechter)elleboog tijdens eindstandige flexie, ook na twee maanden.

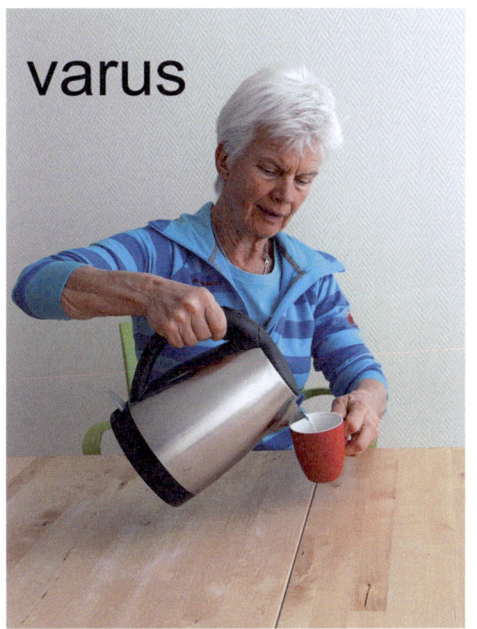
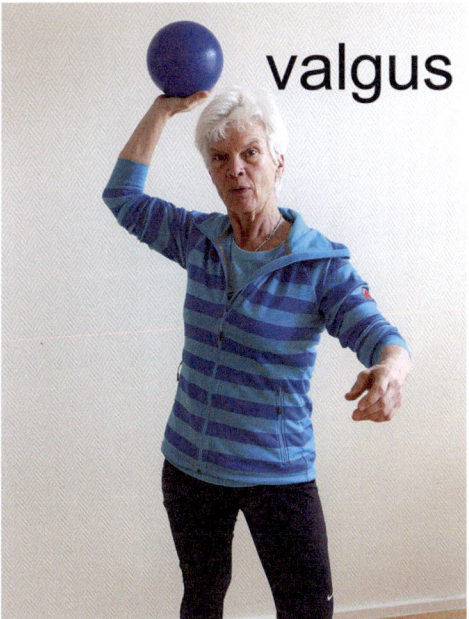

Figuur B.25 Vermijd varus-valguskrachten op de elleboog. Dit is vooral van belang bij de niet-verbonden (*non constrained*) prothese.

- Als de zwelling voldoende is verminderd en de wond redelijk is genezen, kan men beginnen met passief en geleid actief bewegen van de elleboog. Flecteren dient nog zonder kracht te gebeuren in verband met mogelijke rek op de m. triceps: deze is immers losgemaakt tijdens de operatie. Mobilisering van de extensie kan direct worden toegepast (fig. B.27b, B.29b, B.30a).
- Indien van toepassing: functionele training zoals het oefenen van opstaan en gaan zitten met hulp van één hand (fig. B.29a). Dit is vooral van belang bij de geriatrische patiënt.

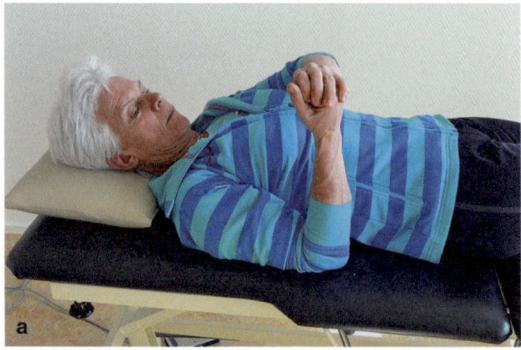 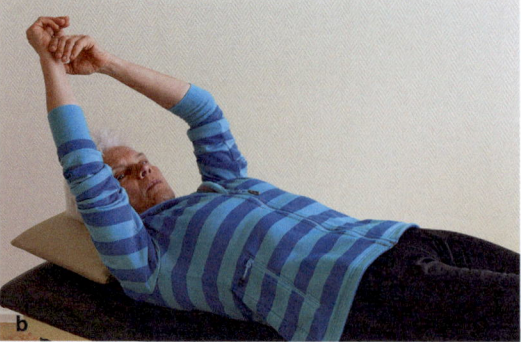

◘ **Figuur B.26** **a** Passieve mobilisatie van de hand, uitgevoerd door de therapeut of de patiënt. **b** Mobilisatie van de schouder, uitgevoerd door de therapeut of de patiënt.

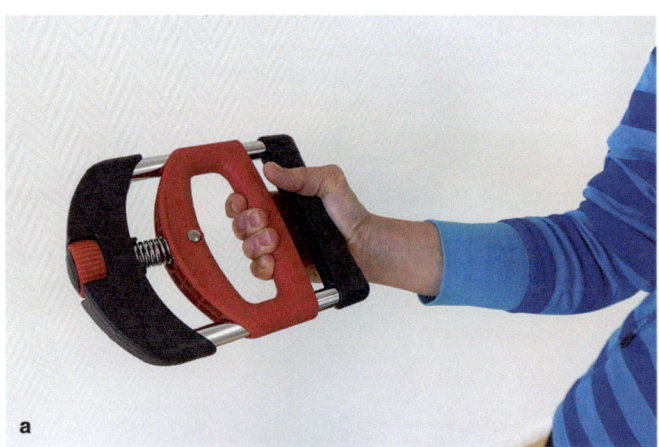 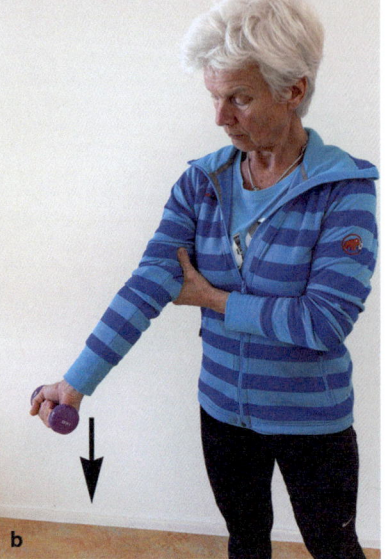

◘ **Figuur B.27** **a** Krachttraining van vingerbuigers. **b** Lichte mobiliserende oefening voor de extensie van de elleboog, gebruikmakend van een lichte dumbell en een korte lastarm.

Twee weken tot drie maanden
- Verder mobiliseren van de extensie van de elleboog (◘fig. B.27b, B.29b, B.30a).
- Mobiliseren van de pro- en supinatie (◘fig. B.31a, b).
- Voorzichtige actieve mobilisering van de flexie van de elleboog. Niet te intensief om rek van de m. triceps te voorkomen (◘fig. B.30b).
- Lichte spierversterking van de elleboogflexoren (◘fig. B.32b), de polsextensoren (◘fig. B.33a) en polsflexoren (◘fig. B.33b): nooit meer dan anderhalve kg dumbells gebruiken bij herhaald flecteren van de elleboog.
- Alleen voorzichtige *actieve* extensie van de elleboog om tractie op de, tijdens de operatie gehechte tricepspees te voorkomen (◘fig. B.29b, B.30a, b).

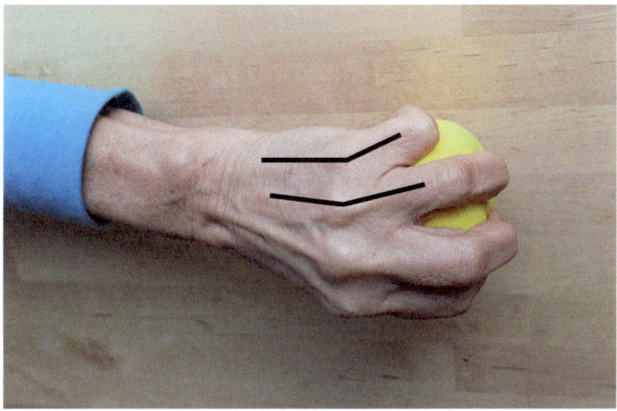

Figuur B.28 Knijpen in een balletje wordt afgeraden omdat de vingergewrichten hierbij onfysiologisch worden belast.

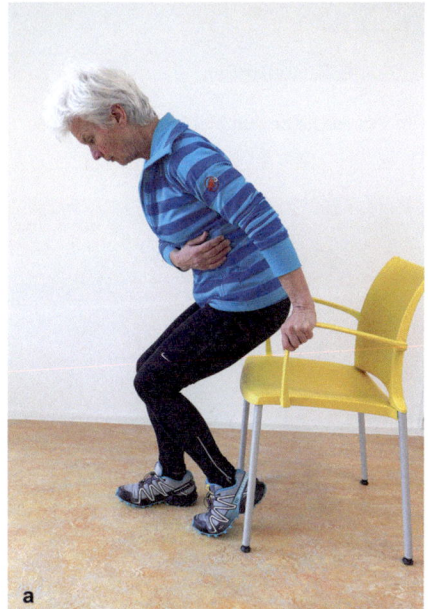
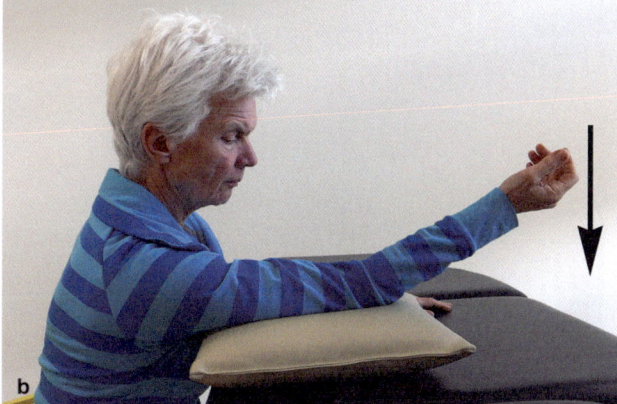

Figuur B.29 a Opstaan en gaan zitten steunend op de gezonde arm. b Actieve extensie van de elleboog, geholpen door het eigen gewicht van onderarm en hand.

— Verder mobiliseren van de extensie.
— Mobiliseren van de flexie zover als de prothese dit toelaat. Bij een 'harde stop' ofwel 'hard eindgevoel' tijdens het buigen van de elleboog dient men niet verder te mobiliseren. Volledig buigen is bij verbonden prothesen vaak niet meer mogelijk en kan leiden tot loslating. Ook in het dagelijks leven moet de patiënt hier rekening mee houden (fig. B.23, B.24).

Na drie maanden

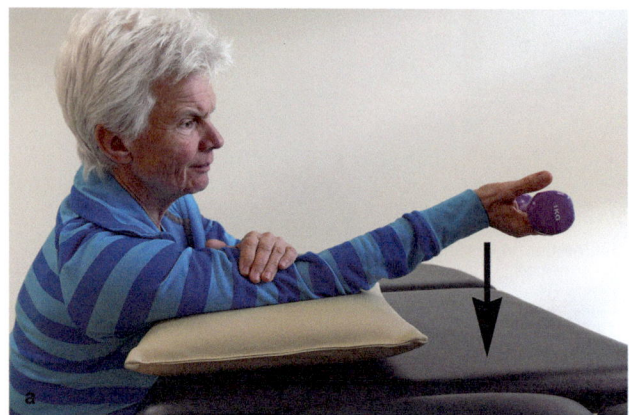
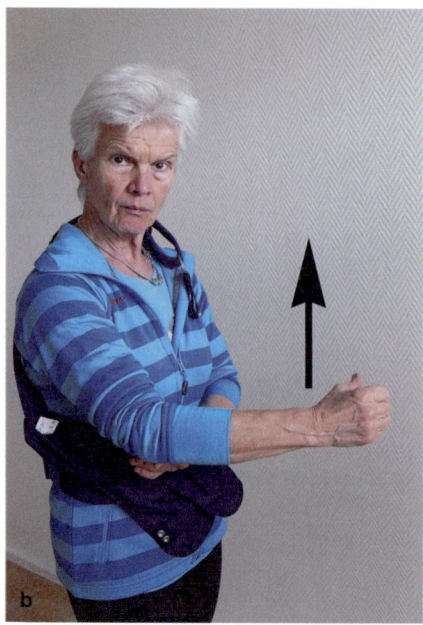

Figuur B.30 **a** Actieve extensie van de elleboog geholpen door het gewicht van een lichte dumbell. **b** Actief buigen en strekken van de elleboog in stand. Rustig bewegen.

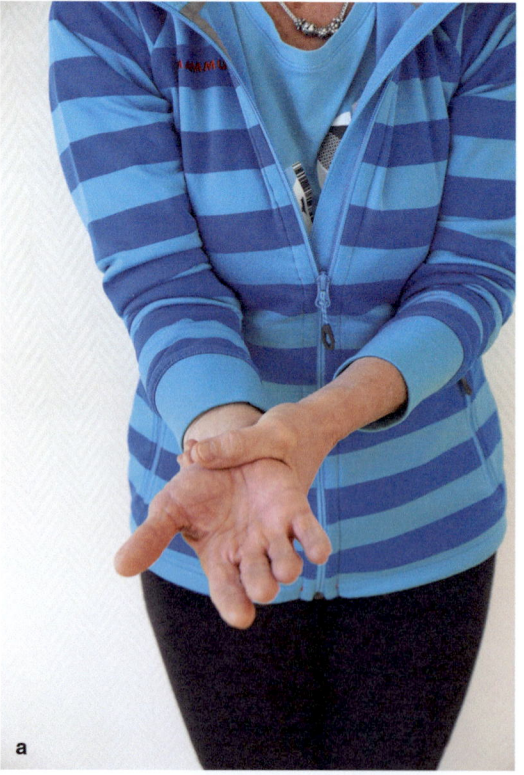
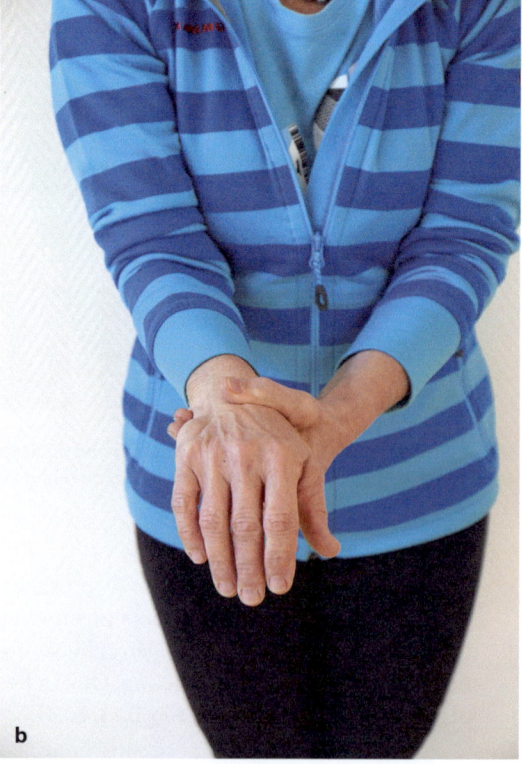

Figuur B.31 **a** Mobilisering van de supinatie: actief en passief. **b** Mobilisering van de pronatie: actief en passief.

Bijlage II De elleboogprothese: postoperatieve revalidatie

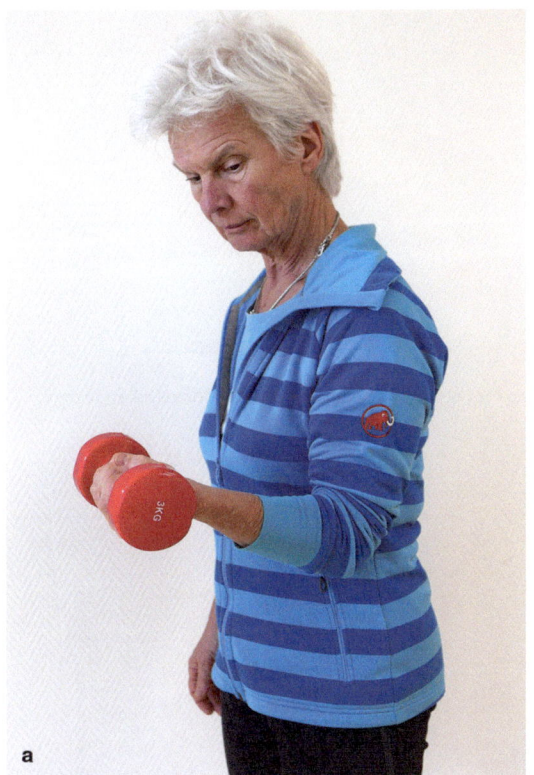 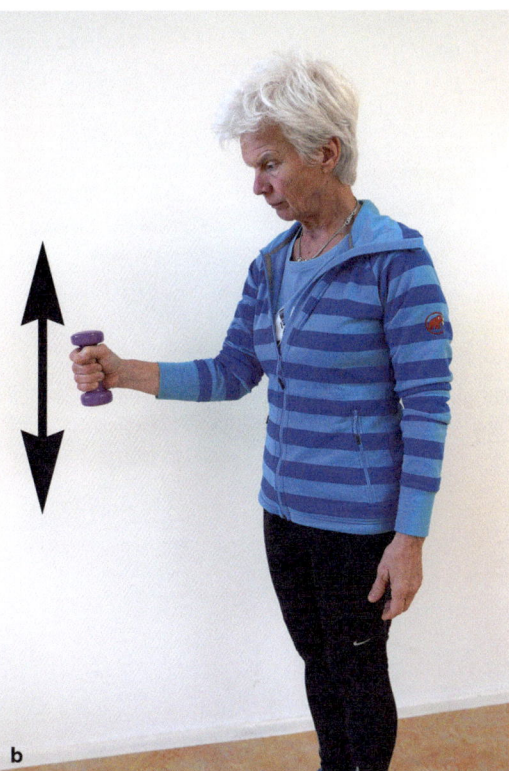

◘ **Figuur B.32** **a** Spierversterkende oefening voor de niet-aangedane arm. **b** Spierversterkende oefening voor de flexoren van de elleboog met een licht gewicht en de elleboog in de middenstand tussen pro- en supinatie. De oefening wordt ook in pronatie en in supinatie uitgevoerd.

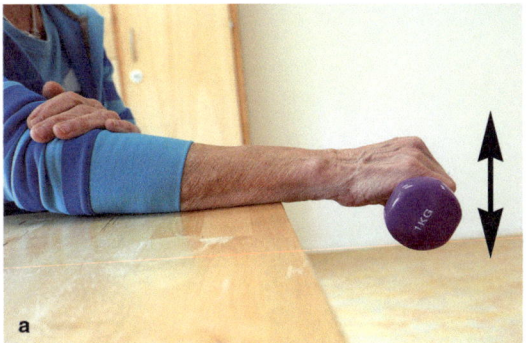 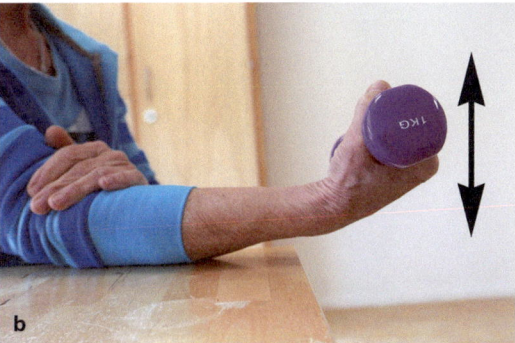

◘ **Figuur B.33** **a** Spierversterkende oefeningen van de polsextensoren. Deze ondersteunen de laterale gewrichtsbanden van de elleboog. **b** Spierversterkende oefeningen van de polsflexoren. Deze ondersteunen de mediale gewrichtsbanden van de elleboog.

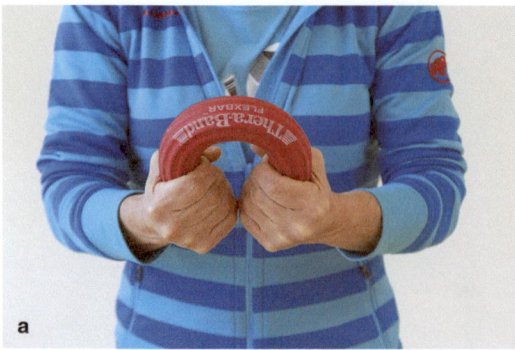 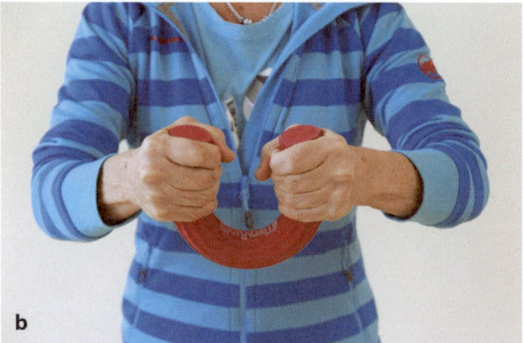

▶ **Figuur B.34** **a** Spierversterkende oefening van de supinatoren met behulp van een flexbar. **b** Spierversterkende oefening van de pronatoren met behulp van een flexbar.

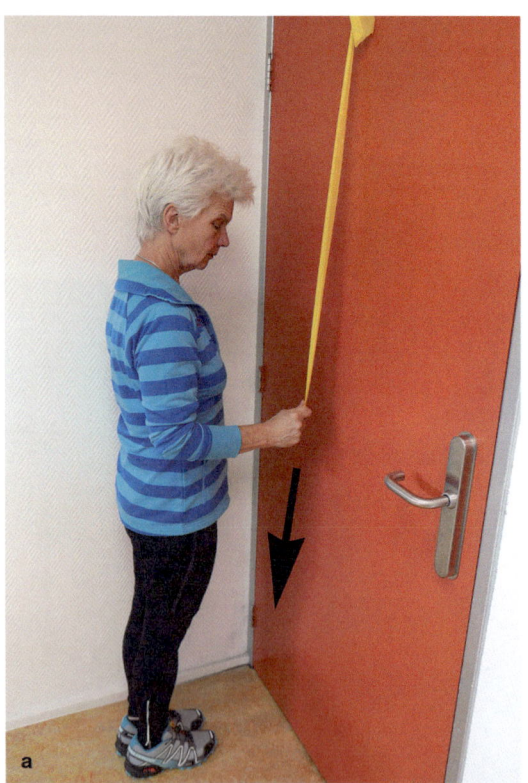 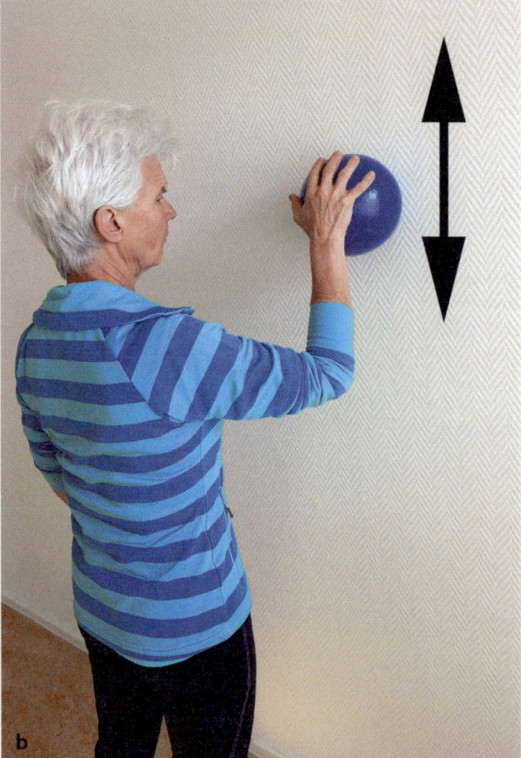

▶ **Figuur B.35** **a** Lichte spierversterkende oefening voor de m. triceps. Vanaf drie maanden postoperatief. **b** Lichte spierversterkende oefening voor de m. triceps en een licht stabiliserende oefening voor de elleboog in een semigesloten keten. De oefening kan ook worden uitgevoerd met een doek tegen een deur: van onder naar boven en zijwaarts.

Bijlage II De elleboogprothese: postoperatieve revalidatie

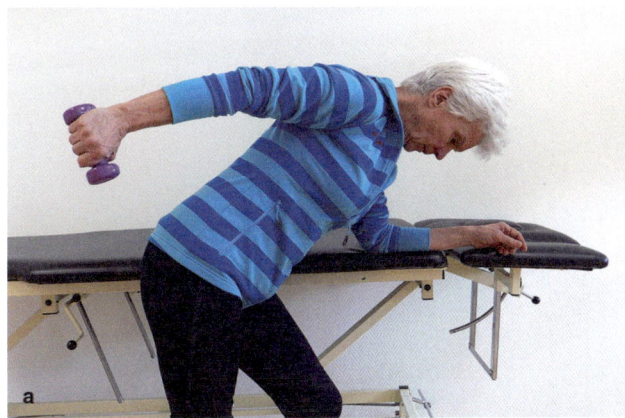
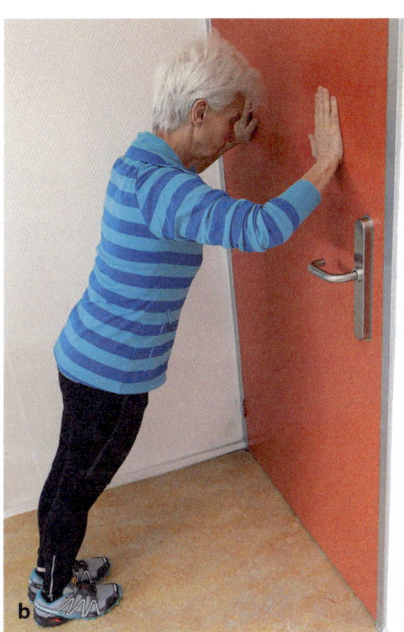

▪ **Figuur B.36** **a** Zwaardere spierversterkende oefening voor de m. triceps.
b Geslotenketenoefening in stand voor de m. triceps: steunen tegen een deur waarbij de patiënt zich afduwt.

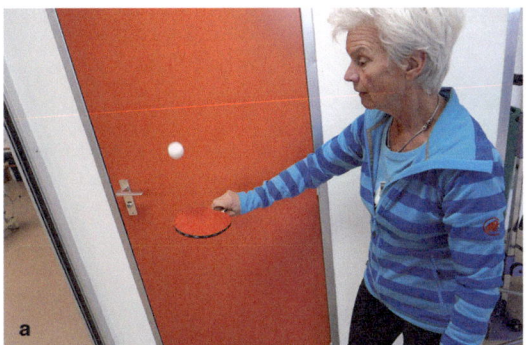
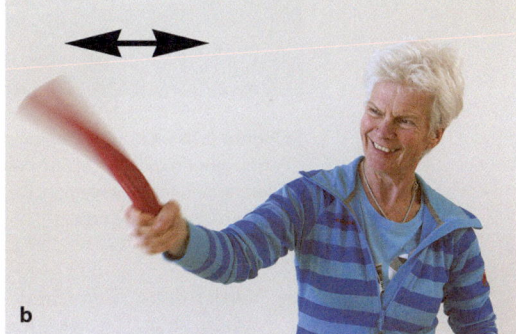

▪ **Figuur B.37** **a** Oefening ter verbetering van de coördinatie: balletje hoog houden met een tafeltennisbadje, hier uitgevoerd met de hand in pronatie. **b** Stabiliserende en spierversterkende oefening: het heen en weer laten 'zwiepen' van een flexbar.

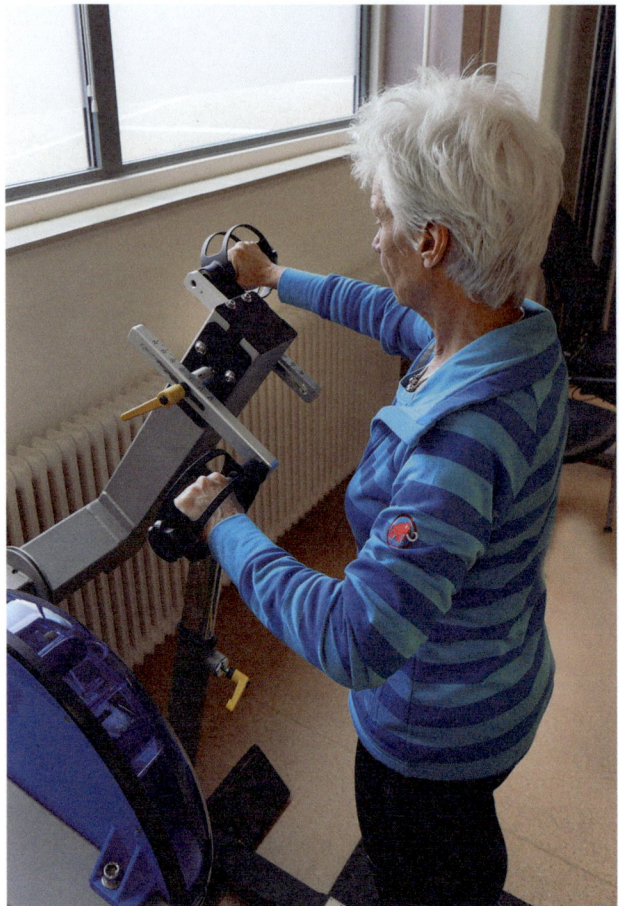

Figuur B.38 Conditietraining met hulp van een armergometer. Alleen een lichte stand instellen (!) en beginnen met een kleine cranklengte. De niet-aangedane arm kan hierbij de aangedane arm ondersteunen in de beweging. De oefening werkt ook mobiliserend, spierversterkend en is goed voor de trofiek van de arm.

- Verder opbouwen van de spierkracht, ook van de pronatoren en de supinatoren van de elleboog (fig. B.34a, b). Nu mag ook de m. triceps worden getraind (fig. B.35a, b, B.36a, b). Geleidelijke opbouw van de belasting is hierbij van belang. Maximaal mag een gewicht worden gebruikt van 5 kg bij eenmalig heffen of 1,5 kg bij herhaald heffen. Voorkom valgus-varusbelastingen, vooral bij de niet-verbonden prothesen.
- Coördinatieve oefeningen (fig. B.37a).
- Stabiliserende oefeningen (fig. B.35b, B.36b, B.37b).
- Eventueel: uithoudingsvermogen (fig. B.38).
- Functionele training: leer de arm in het dagelijks leven weer te gebruiken op allerlei manieren zonder deze zwaar te belasten.

Bijlage III
Handrevalidatie: algemene principes

Koos van Nugteren en Patty Joldersma

© Bohn Stafleu van Loghum, onderdeel van Springer Media BV 2017
K. van Nugteren et al., *Kunstgewrichten: bovenste extremiteit*, Orthopedische Casuïstiek,
DOI 10.1007/978-90-368-1631-1

Inleiding

Een universeel revalidatieprogramma na implantatie van een kunstgewricht in de hand bestaat niet. De protocollen voor handrevalidatie zijn zeer afhankelijk van het ziekenhuis, de locatie van het kunstgewricht, het type endoprothese dat is gebruikt en de voorkeur van de chirurg. Deze bijlage is dan ook bedoeld om algemene richtlijnen te geven voor de revalidatie. De getoonde oefeningen zijn in veel gevallen ook te gebruiken na handoperaties waarbij *geen* endoprothese is geplaatst.

Peesverklevingen

Na handoperaties wordt de hand in veel gevallen enkele weken geïmmobiliseerd. Hierdoor ontstaat groot risico op verklevingen van pezen ten opzichte van elkaar en ten opzichte van hun omgeving. Als er eenmaal verklevingen zijn opgetreden, zijn ze zeer moeilijk te verhelpen. Vooral verkleving tussen de pezen van de m. flexor digitorum profundus en de m. flexor digitorum superficialis (◘fig. B.39) is een veelvoorkomende complicatie. Het gevolg: pijn, stijfheid, krachtsvermindering, en bewegingsbeperkingen van gewrichten die door de aangedane pees/pezen worden overbrugd. Preventie van peesverkleving is dus essentieel na handoperaties. Daarom zijn, specifiek voor handpezen, oefeningen nodig voor onderhoud of herstel van het glijmechanisme. Vaak worden deze oefeningen (zie hierna) al een dag na de operatie toegepast.

> **Glijmechanisme van pezen**
> Pezen rondom vingers en pols worden omgeven door synoviale peesscheden en fibreuze peesscheden (◘fig. B.40).
> Het fibreuze deel van een peesschede (pulley) zorgt ervoor dat de pees netjes op de juiste plaats blijft tijdens spiercontracties. Het fibreuze deel voorkomt dat *bowstringing* optreedt (◘fig. B.41).
> Het synoviale deel van een peesschede zorgt ervoor dat de pees soepel glijdt door de pulley. Door immobilisatie van de hand kan het glijmechanisme verstoord worden.

Revalidatie

Bij het revalideren van de hand besteed men aandacht aan:
- wondgenezing/antizwelling;
- verbetering van het glijmechanisme van de pezen rondom vingers en pols;
- mobiliteit (niet verder dan de prothese toelaat!);
- spierkracht;
- spierlengte;
- stabiliteit;
- coördinatie;
- algemene dagelijkse levensverrichtingen (ADL).

Antizwelling

Voor het verminderen van zwelling kunnen eventueel therapeutische drukhandschoenen worden gebruikt of speciale zwachtels.

Glijmechanisme van pezen

De patiënt buigt regelmatig de vingers van de hand. De manier van buigen varieert hierbij, zodat alle pezen van de hand aan bod komen (◘fig. B.43).

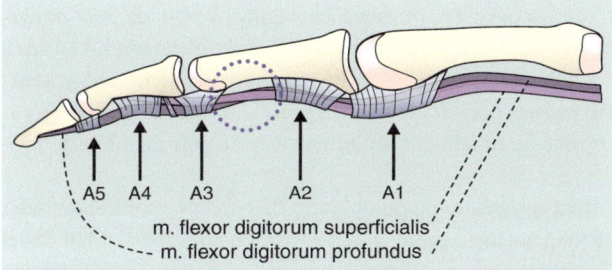

◘ **Figuur B.39** Deze illustratie van een os metacarpale met falangen toont een nauwe relatie tussen de m. flexor digitorum profundus, de m. flexor digitorum superficialis en vijf pulley's die de pezen op hun plaats houden. Ter plaatse van de cirkel doorboort de diepe flexorpees de oppervlakkige flexorpees.

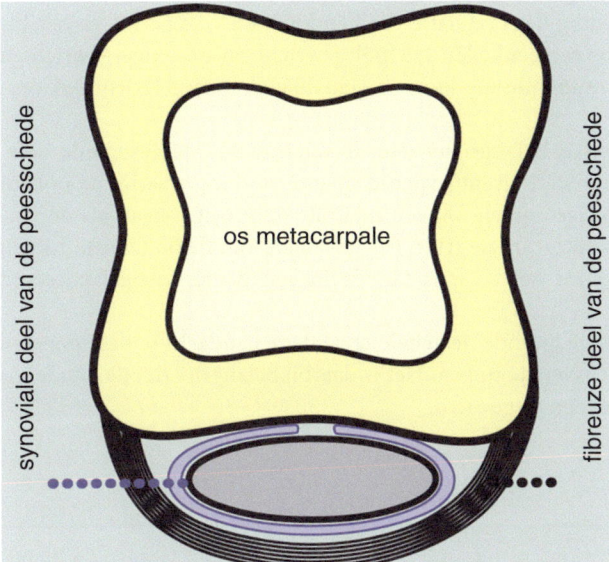

◘ **Figuur B.40** Doorsnede van een pees met peesschede (naar Akhtar et al. [3]).

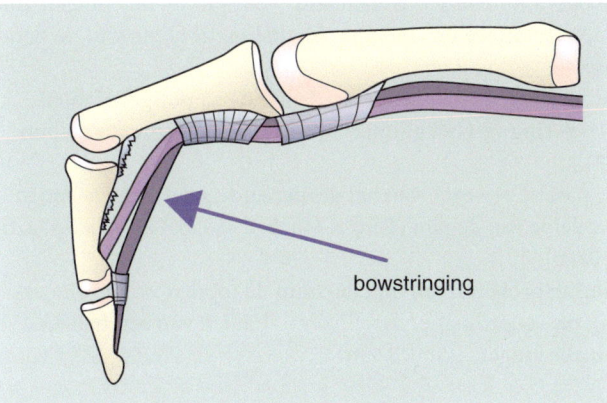

◘ **Figuur B.41** *Bowstringing* ten gevolge van een ruptuur van de A3- en A4-pulley.

Mobiliteit	Mobilisering begint met actieve en passieve bewegingen van de *niet-aangedane* gewrichten. Als het weefsel rond de prothese voldoende is hersteld, kan men voorzichtig beginnen met het mobiliseren van het aangedane gewricht. Dit gebeurt actief en later voorzichtig passief op geleide van de pijn. Uiteraard dient de therapeut rekening te houden met de maximale mobiliteit van de geïmplanteerde prothese.
Spierkracht	Meestal begint men circa zes weken na de operatie met spierversterkende oefeningen. Spierversterking mag tot op zekere hoogte worden toegepast. Men moet zich realiseren dat een kunstgewricht in de hand beperkt belastbaar is. Prothesen van de hand kunnen los raken. Het is goed de spierkracht zodanig te verbeteren, dat gebruikelijke dagelijkse bezigheden weer mogelijk zijn. Zware werkzaamheden en intensieve sportactiviteiten waarbij de geopereerde hand zware belastingen moet doorstaan, worden afgeraden.
Spierlengte	Spierrekkingen horen bij de revalidatie van handoperaties aangezien er vele bi- en multi-articulaire spierpeeseenheden het polsgewricht en de vingergewrichten overbruggen. Door de immobilisatie kunnen gemakkelijk spierverkortingen ontstaan.
Stabiliteit	Stabiliteit van de pols is belangrijker dan de spierkracht. Stabiliserende oefeningen bestaan vooral uit statisch uitgevoerde spierversterking waarbij de pols in de neutrale positie wordt gehouden. Bij een neutrale polspositie staat, als de vingers gestrekt zijn, het os metacarpale III in het verlengde van de onderarm. Indien men een vuist maakt, staat het os metacarpale in een lichte dorsaalflexiestand (◘fig. B.42) [4].
ADL en coördinatie	Ten slotte dient men gedurende de gehele revalidatie aandacht te besteden aan algemene dagelijkse levensverrichtingen. Het is daarbij belangrijk dat de handelingen coördinatief juist worden uitgevoerd.

Oefeningen

De volgende oefeningen zijn voorbeelden van oefeningen die gebruikt kunnen worden in revalidatieprogramma's na handoperaties. Zoals eerder vermeld zal men altijd rekening moeten houden met specifieke protocollen die door de ziekenhuizen voor de betreffende operaties worden gehanteerd. Veel van de oefeningen zijn tevens te gebruiken als conservatieve behandeling bij disfunctioneren van de hand door bijvoorbeeld artrose.

— Actief en passief bewegen van de *niet* geopereerde hand- en polsgewrichten.
— Oefeningen voor verbetering van het glijmechanisme tussen de pezen en hun omgeving (◘fig. B.43).
— Actief en voorzichtig passief bewegen van het geopereerde gewricht. De patiënt kan dit zelf doen op geleide van de pijn (◘fig. B.44a, b, B.45a, b, B.46a, b, B.47a, b, B.48a, b, B.49a, b, B.50a, b).
— Opponeren van de duim: proberen om met de duim de toppen van de vingers te raken (◘fig. B.51a), of – coördinatief moeilijker – draaien van een balletje tussen de toppen van alle vingers (◘fig. B.59b).

Bijlage III Handrevalidatie: algemene principes

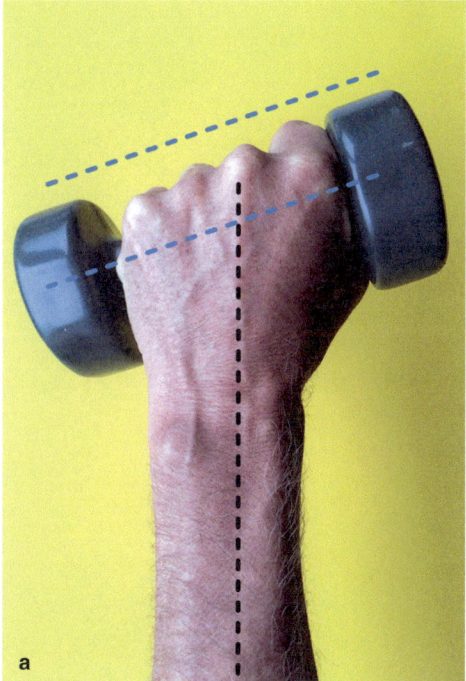 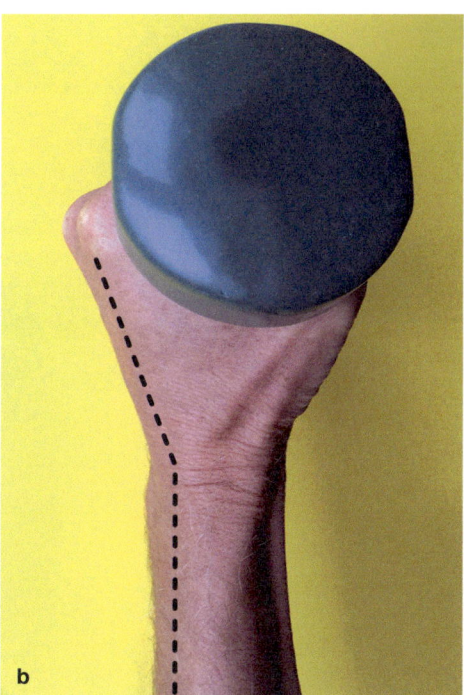

◘ **Figuur B.42** Neutrale polspositie bij het vasthouden van een dumbell of het maken van een vuist: **a** Dorsoventraal aanzicht: het os metacarpale III bevindt zich in het verlengde van de onderarm (zwarte stippellijn). De dumbell staat niet loodrecht op de onderarm maar onder een kleine hoek (blauwe stippellijnen). **b** Lateraal aanzicht: de ossa metacarpalia staan in een geringe dorsaalflexiestand ten opzichte van de onderarm (zwarte stippellijn).

- Statisch contraheren van de musculatuur die het geopereerde gewricht overbrugt; weerstand wordt gegeven door de therapeut of door de patiënt zelf. De oefeningen kunnen ook worden gegeven met gebruikmaking van oefenmateriaal, zoals elastische band, dumbells of een knijphulpmiddel. Denk aan een geleidelijke opbouw in de loop van de revalidatie (◘fig. B.51a, b, B.52a, b, B.53a, b, B.54b).
- Dynamisch contraheren van musculatuur die het geopereerde gewricht overbrugt (◘fig. B.54a).
- Rekoefeningen van de onderarmmusculatuur en intrinsieke handmusculatuur. Deze oefeningen kunnen het best door de patiënt zelf worden uitgevoerd (◘fig. B.55a, b, B.56a, b). Minimaal twintig seconden rekken per spiergroep.
- Meer functioneel: de functie van de hand oefenen door allerlei grepen toe te passen (◘fig. B.57a, b, B.58a).
- Coördinatief/ADL: kleine voorwerpen oppakken en hanteren (◘fig. B.58a, b, B.59a, b, B.60a, b, B.61a).
- Coördinatief/ADL: kleine voorwerpen in de hand pakken en weer met de duim er uit halen (◘fig. B.60a, b).
- Coördinatief: vangen en gooien van lichte balletjes (◘fig. B.61b). Allerlei variaties zijn mogelijk.
- Coördinatief, pro- en supinatie: balletje hooghouden met een tafeltennisbatje, forehand en backhand (◘fig. B.62a).

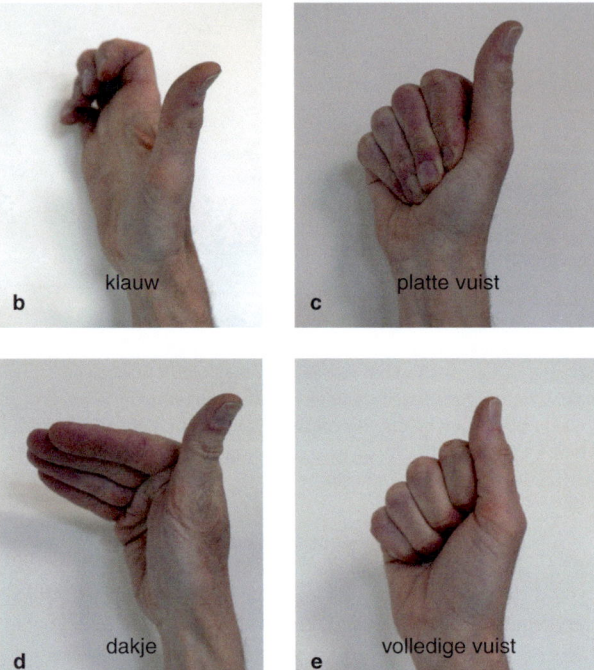

Figuur B.43 Vier oefeningen ter verbetering van het glijmechanisme van vingerpezen. **a** Beginstand. **b, c, d** en **e** Eindstanden. Houd de hand vijf seconden in de eindstand en breng hem dan weer terug naar de beginstand. Bijvoorbeeld tien herhalingen per oefening, minimaal drie keer per dag. Bij oefening b wordt ook de intrinsieke handmusculatuur gerekt.

Bijlage III Handrevalidatie: algemene principes

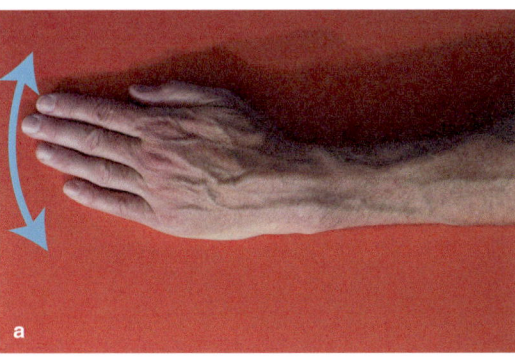 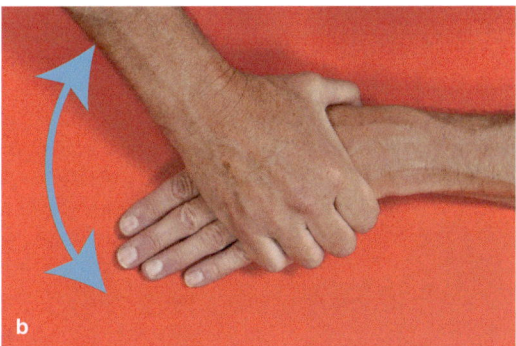

◘ **Figuur B.44** **a** Actieve radiaal- en ulnairabductie van de pols. **b** Passieve radiaal- en ulnairabductie van de pols, uitgevoerd door de behandelaar of door de patiënt.

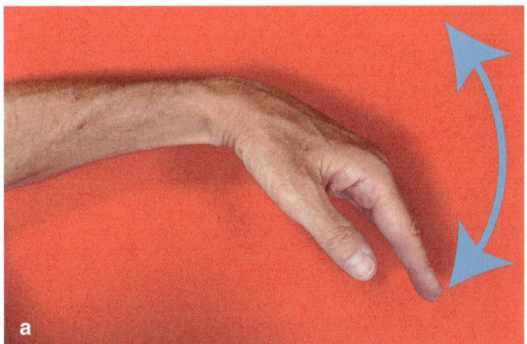 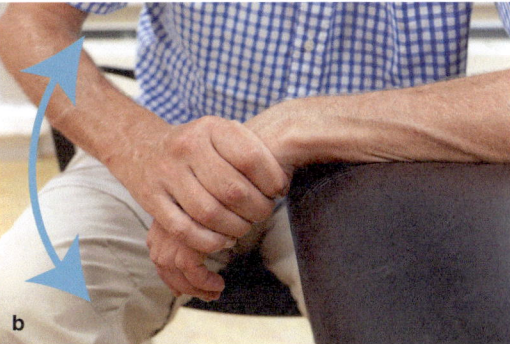

◘ **Figuur B.45** **a** Actieve palmair- en dorsaalflexie van de pols. **b** Passieve flexie onder lichte tractie: de oefening wordt hier door de patiënt zelf uitgevoerd. In dezelfde houding kan ook de extensie worden gemobiliseerd.

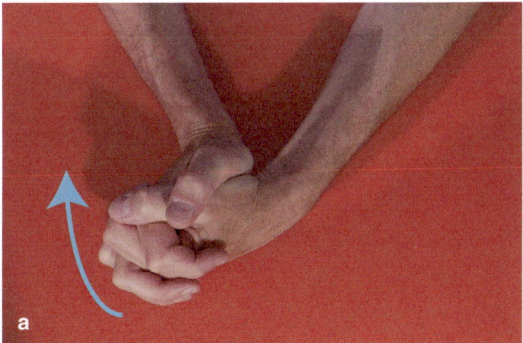 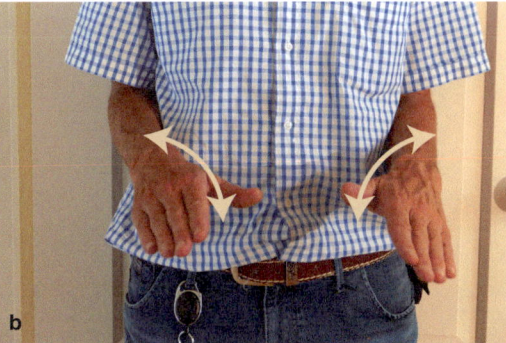

◘ **Figuur B.46** **a** Geleid actieve en passieve dorsaalflexie van de pols, uitgevoerd door de patiënt. Dezelfde oefening kan voor de palmairflexie worden gedaan. De onderarmen worden dan dichter bij elkaar geplaatst. **b** Actieve pro- en supinatie van de pols.

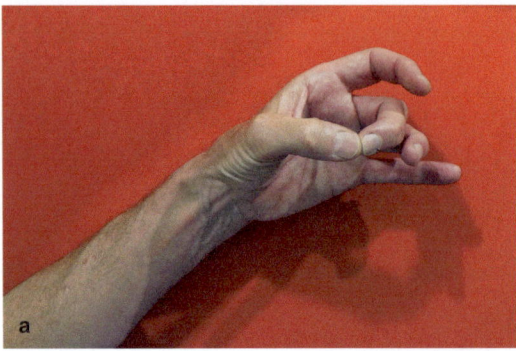
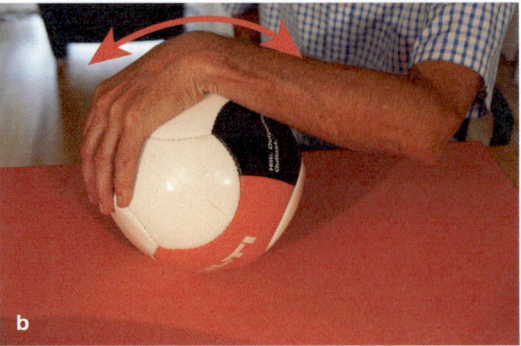

◘ **Figuur B.47** **a** Actief opponeren van de duim: de patiënt probeert met de top van de duim één voor één de toppen van de vingers te raken. **b** Palmair- en dorsaalflexie van de pols: de patiënt plaatst de hand op de bal en rolt de bal voor-achterwaarts.

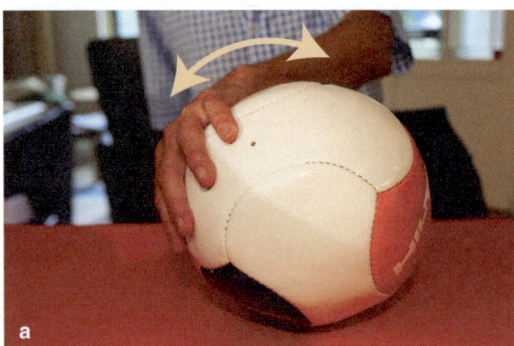
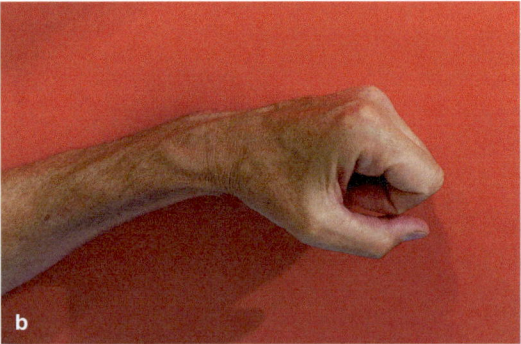

◘ **Figuur B.48** **a** Pro- en supinatie van de pols: de patiënt plaatst de hand op de bal en rolt de bal zijwaarts. **b** Actieve flexie van de vingers: een vuist maken en de hand weer openen.

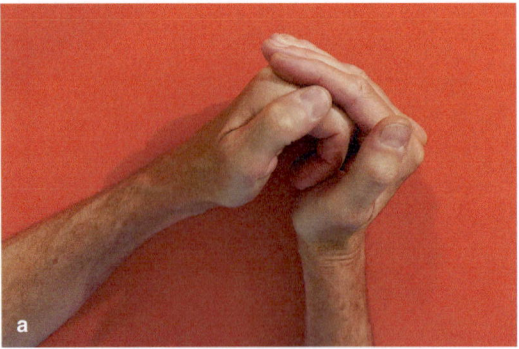
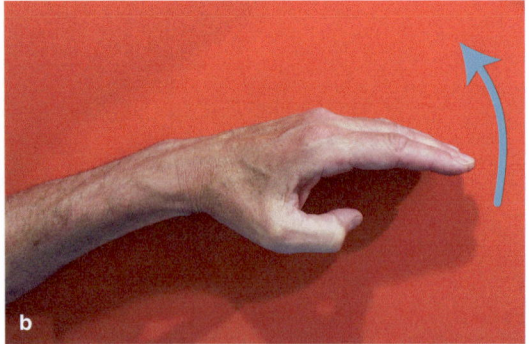

◘ **Figuur B.49** **a** Passieve flexie van de vingers: de patiënt gebruikt de niet-aangedane hand om de vingers van de aangedane hand te buigen. **b** Actief strekken van de vingers (en eventueel ook de duim) in geval van een flexiecontractuur. Kan ook passief worden uitgevoerd met hulp van de andere hand.

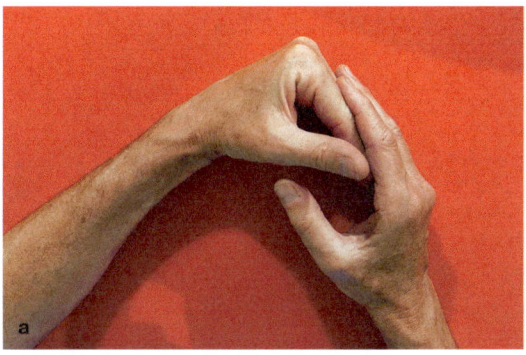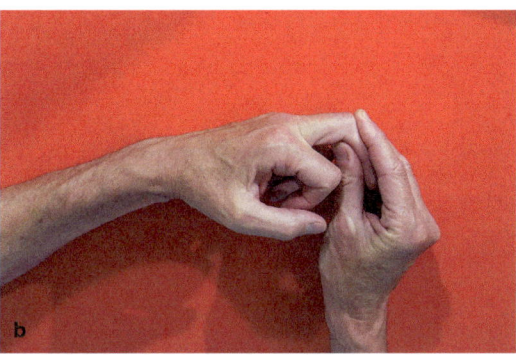

◘ **Figuur B.50** **a** Passieve flexie van het MCP-gewricht, uitgevoerd door de patiënt. **b** Passieve flexie van het PIP-gewricht. Hetzelfde wordt gedaan met het DIP-gewricht.

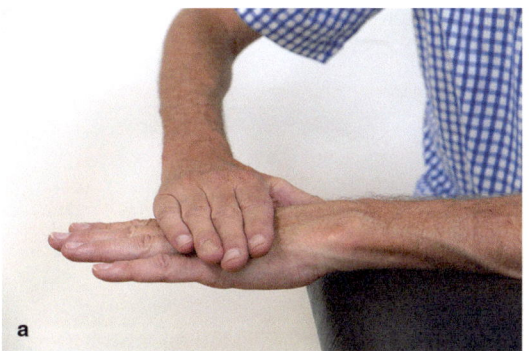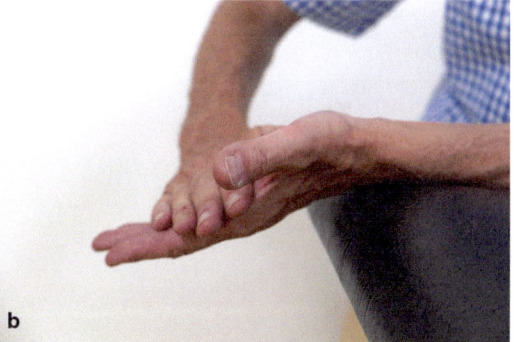

◘ **Figuur B.51** **a** Dorsaalflexie tegen weerstand, uitgevoerd door de patiënt. Eerst statisch, daarna ook dynamisch. **b** Palmairflexie tegen weerstand, uitgevoerd door de patiënt. Eerst statisch, daarna ook dynamisch.

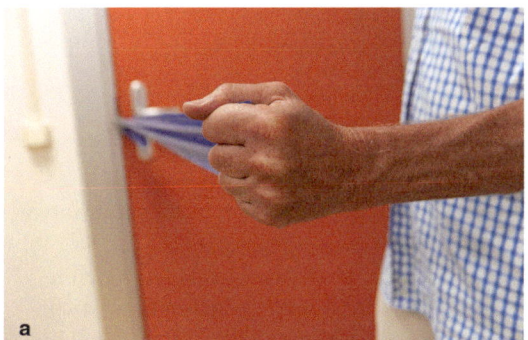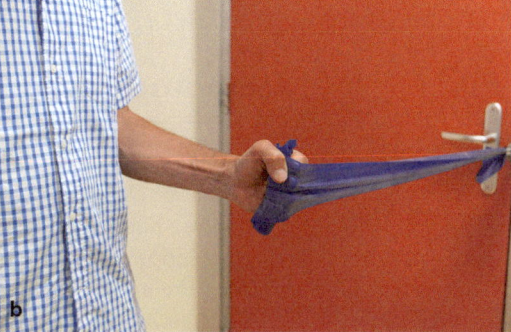

◘ **Figuur B.52** **a** Stabiliserende oefening en spierversterkende oefening voor de polsextensoren, statisch uitgevoerd. De pols bevindt zich in de neutrale positie. De patiënt trekt een elastische band naar opzij, bijvoorbeeld door de schouder te exoroteren of door naar opzij te lopen.
b Stabiliserende oefening en spierversterkende oefening voor de polsflexoren, statisch uitgevoerd. De pols bevindt zich in de neutrale positie. De patiënt trekt een elastische band naar opzij, bijvoorbeeld door de schouder te endoroteren of door naar opzij te lopen.

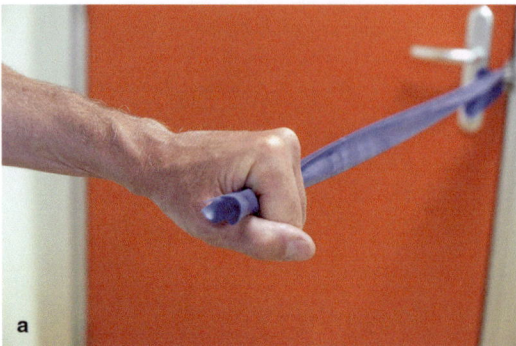 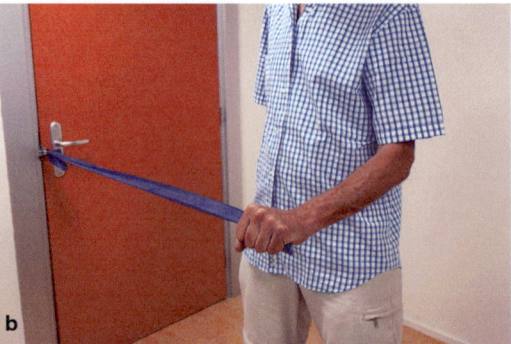

◘ **Figuur B.53** **a** Stabiliserende oefening en spierversterkende oefening voor de radiaalabductoren van de pols, statisch uitgevoerd. De pols bevindt zich in de neutrale positie. De patiënt trekt een elastische band naar opzij, bijvoorbeeld door de schouder te endoroteren of door naar opzij te lopen. **b** Stabiliserende oefening en spierversterkende oefening voor de ulnairabductoren van de pols, statisch uitgevoerd. De pols bevindt zich in de neutrale positie. De patiënt trekt een elastische band naar opzij, bijvoorbeeld door de schouder te exoroteren of door naar opzij te lopen.

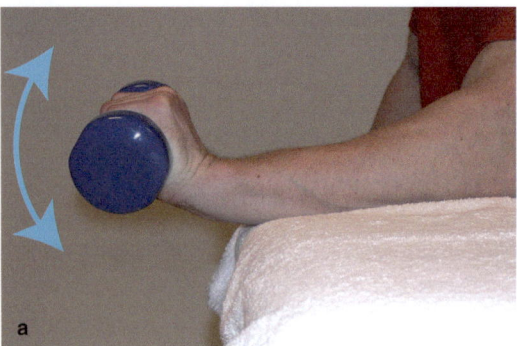 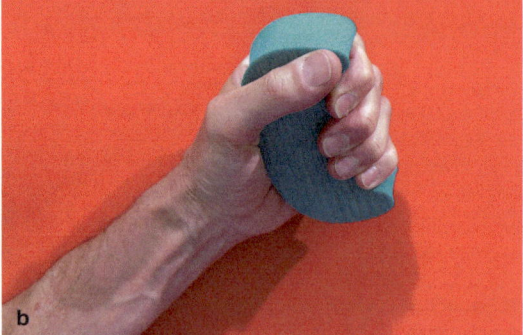

◘ **Figuur B.54** **a** Dynamisch uitgevoerde spierversterkende oefening voor de polsextensoren. De oefening kan op analoge manier worden uitgevoerd voor de polsflexoren en de radiaalabductoren. **b** Krachttraining van de vingerflexoren, gebruikmakend van hulpmiddelen. Nota bene: knijpen in balletjes wordt afgeraden.

Aandachtspunten

- Bij voorkeur worden de oefeningen zeer regelmatig gedurende de dag uitgevoerd op geleide van de pijn. Goede instructie van de therapeut over de uitvoering van huiswerkoefeningen is dus essentieel.
- In de loop van weken tot maanden geeft de behandelaar zwaardere oefeningen, rekening houdend met de belastbaarheid van het geopereerde gewricht. Kunstgewrichten van de hand worden nooit heel zwaar belast in verband met risico op loslating. Ook dient men bij het mobiliseren rekening te houden met de beperkte beweeglijkheid van een gewrichtsprothese.
- Oefeningen mogen ook worden toegepast voor het verbeteren van verschillende zaken tegelijk, zoals mobiliteit, spierkracht, coördinatie, stabiliteit en functionele training. Zie bijvoorbeeld ◘fig. B.62a, b.

Bijlage III Handrevalidatie: algemene principes

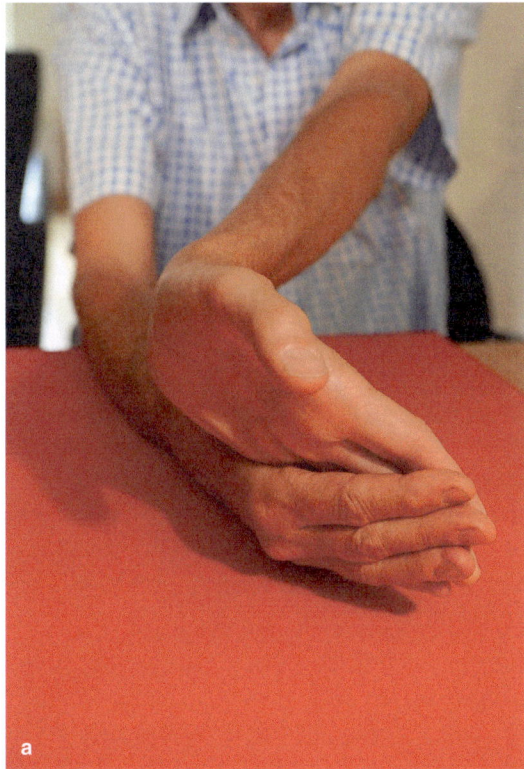 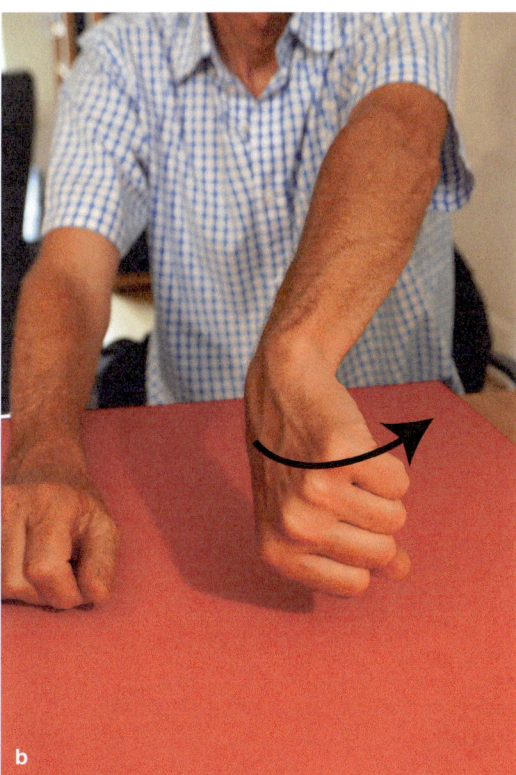

Figuur B.55 **a** Passief rekken van de flexoren van de vingers. **b** Actief rekken van de extensoren van de vingers.

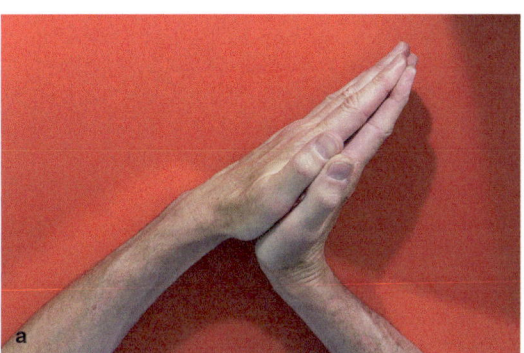 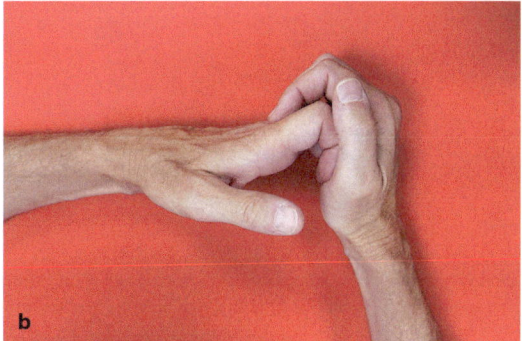

Figuur B.56 **a** Passief rekken van de vingerflexoren, alternatieve uitvoering. **b** Passief rekken van de intrinsieke handmusculatuur, door de patiënt zelf uitgevoerd: MCP-extensie in combinatie met interfalangeale flexie.

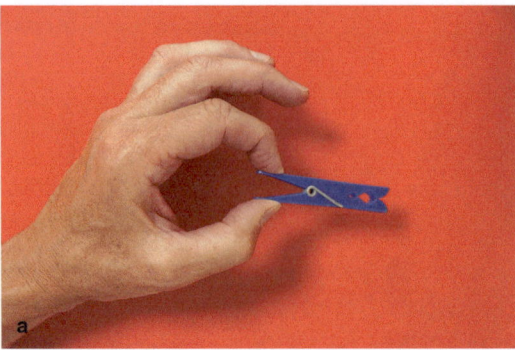
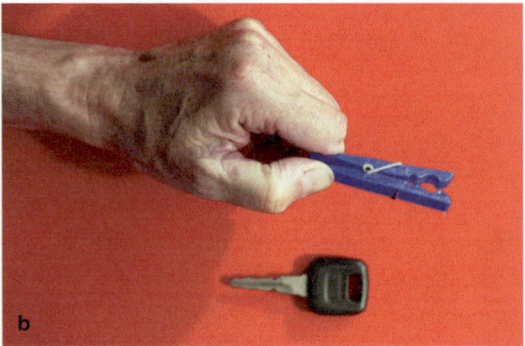

Figuur B.57 **a** Spierversterkende oefening van de tanggreep; let erop dat het MCP1-gewricht niet overstrekt; dit geldt in het bijzonder als er sprake is van CMC1-pathologie. **b** Spierversterkende oefening van de sleutelgreep, alleen uit te voeren als deze verzwakt is; let ook hier erop dat het MCP1-gewricht niet overstrekt.

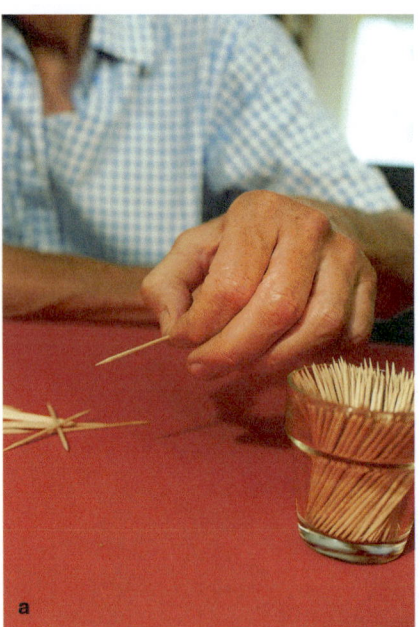
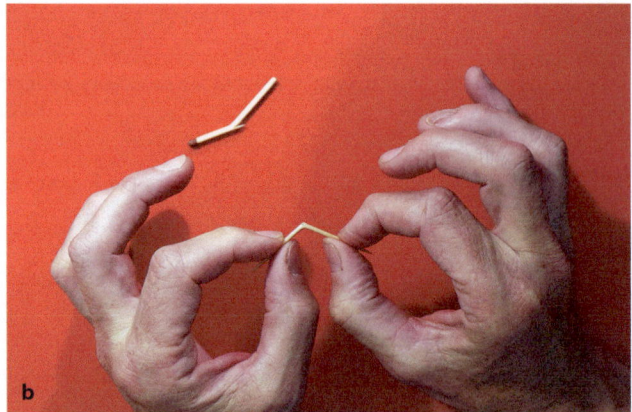

Figuur B.58 **a** Coördinatieve oefeningen van de pincetgreep: kleine voorwerpen oppakken. **b** Coördinatieve en spierversterkende oefening van de pincetgreep: houtjes breken tussen duim en vinger van beide handen.

Bijlage III Handrevalidatie: algemene principes

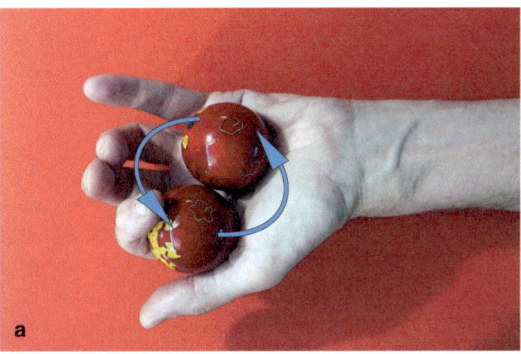 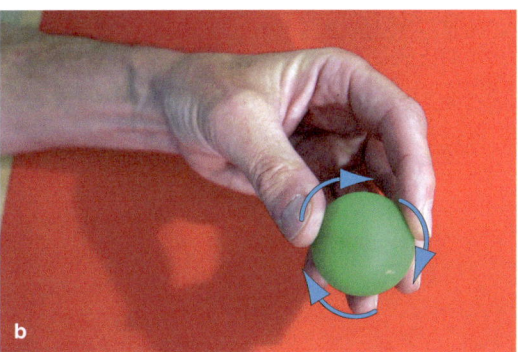

◘ **Figuur B.59** **a** Coördinatieve oefening: kleine balletjes of grote knikkers in de palm van de hand draaien. **b** Coördinatieve oefening: een balletje tussen de toppen van alle vingers draaien. Hoe kleiner de bal, des te moeilijker de oefening. De oefening kan eventueel ook met een kurk worden uitgevoerd.

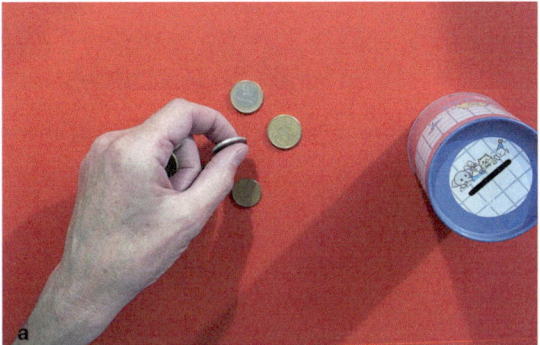 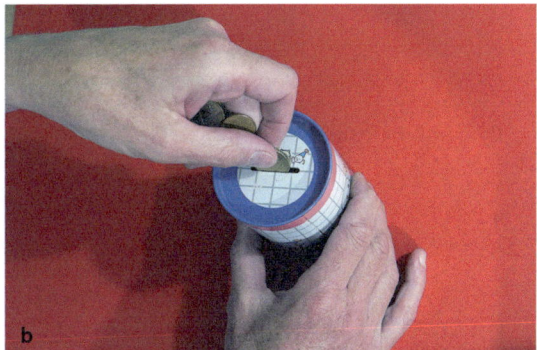

◘ **Figuur B.60** **a** Coördinatieve en functionele oefening: meerdere kleine voorwerpen oppakken en ze in de palm van de hand bewaren. **b** Coördinatieve en functionele oefening: in de hand bewaarde munten pakken en ze één voor één in een gleuf stoppen.

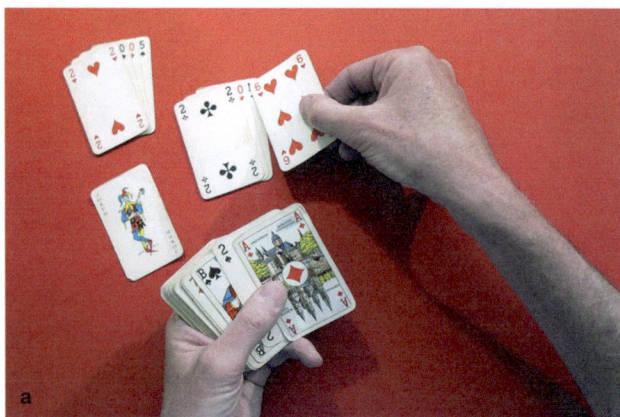
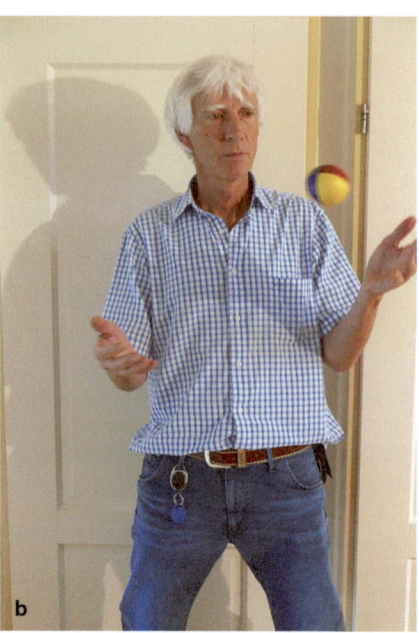

Figuur B.61 a Coördinatie en functioneel: speelkaarten één voor één op tafel leggen. b Coördinatie: balletjes gooien en vangen.

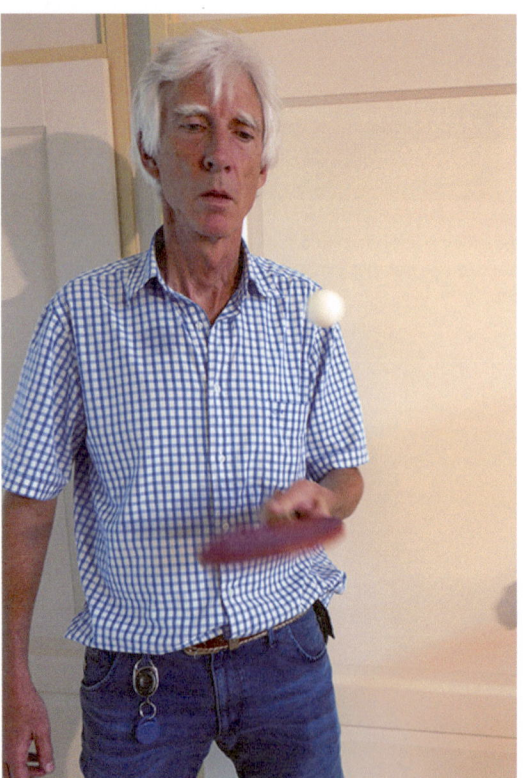
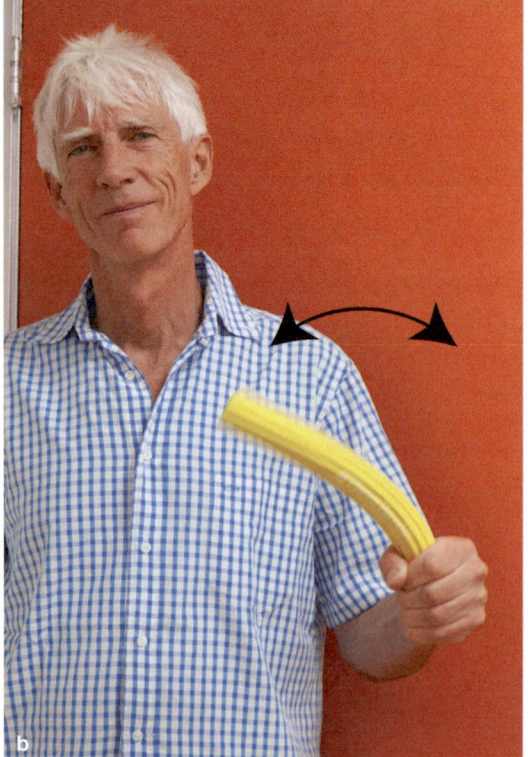

Figuur B.62 a Coördinatie: een tafeltennisballetje hooghouden met de forehand (supinatie) en met de backhand (pronatie). b Bij zijwaarts zwaaien met een flexbar komen stabiliteit, coördinatie, spierkracht van pro- en supinatoren, en functionele training aan bod.

Literatuur

1 Schouder en elleboog, chirurgie en postoperatieve revalidatie. Roger van Riet, Olivier Verborgt. Leuven/Den Haag. Acco; 2011.

2 Cheung EV, O'Driscoll SW. Total elbow prosthesis loosening caused by ulnar component pistoning. J Bone Joint Surg Am. 2007;89(6):1269-74.

3 Akhtar S, Bradley MJ, Quinton DN, Burke FD. Management and referral for trigger finger/thumb. BMJ. 2005;2:331(7507):30-3.

4 Videler AJ, Kreulen M, Ritt MJPF, Strackee SD. Oefentherapie voor chronische polsklachten. Vierde druk. Amsterdam: Academisch Medisch Centrum, Afdeling Plastische, Reconstructieve en Handchirurgie, 2012. Blz 20.

Eerder verschenen delen uit de serie Orthopedische Casuïstiek

© Bohn Stafleu van Loghum, onderdeel van Springer Media BV 2017
K. van Nugteren et al., *Kunstgewrichten: bovenste extremiteit*, Orthopedische Casuïstiek,
DOI 10.1007/978-90-368-1631-1

Eerder verschenen delen uit de serie Orthopedische Casuïstiek

- De kwetsbaarheid van het jeugdige skelet: onderste extremiteit
- Onderzoek en behandeling van lage rugklachten
- Onderzoek en behandeling van peesaandoeningen: tendinose
- Onderzoek en behandeling van de hand: het polsgewricht
- Onderzoek en behandeling van de schouder
- Onderzoek en behandeling van de heup
- Onderzoek en behandeling van spieraandoeningen en kuitpijn
- Onderzoek en behandeling van de knie
- Onderzoek en behandeling van artrose en artritis
- Valkuilen in de orthopedische diagnostiek
- Onderzoek en behandeling van de voet
- Onderzoek en behandeling van middenhand en vingers
- Onderzoek en behandeling van anterieure kniepijn
- Onderzoek en behandeling van elleboog en onderarm
- Onderzoek en behandeling van de nek
- Onderzoek en behandeling van het bewegingsapparaat bij ouderen
- Onderzoek en behandeling van sportblessures van de onderste extremiteit
- Onderzoek en behandeling van het bekken
- Onderzoek en behandeling van de thorax
- Onderzoek en behandeling van sportblessures van de schouder
- Onderzoek en behandeling van sportblessures van arm en hand
- Onderzoek en behandeling van zenuwcompressie
- Kunstgewrichten: de heup
- Kunstgewrichten: knie en enkel

Nadere informatie over Orthopedische Casuïstiek is te vinden op de website van:
- de uitgever: ►www.bsl.nl
- de redactie van Orthopedische Casuïstiek: ►www.orthopedischecasuistiek.nl

Register

A

anatomische prothese 14
arthrosis deformans 89
artritis 84
artrodese 79, 89
artrolyse 36
artroplastiek 36, 79, 84
artrose van
– de elleboog 42
– het polsgewricht 60
artrose 7, 36, 69
auto-immuunaandoening 84
avasculaire
– kopnecrose 30
– necrose 24, 58

B

basisgewricht 68
botgreffe 20

C

calcificatie 34, 48
caput-ulnaesyndroom 83
carpometacarpale 1-gewricht 68
CMC1
– -artrose 74, 75, 77
– -gewricht 68
comminutieve fractuur 48
Coonrad-Morreyprothese 44
Copeland-schouderprothese 9
craniaalwaartse verschuiving 24
crank-test 74

D

destructie van het os scaphoideum 60
distale radio-ulnaire gewricht 83
distractie/torque-test 75
duimprothese 69
dynamische elleboogbrace 52

E

elleboogprothese 37, 40, 110
endoprothese 79, 89
Essex-Loprestiletsel 55
extensorpees 82, 83

F

frozen shoulder 7

G

gecompliceerde elleboogfractuur 33
gewrichtsdestructie 85
gewrichtsontsteking 82
glenohumerale gewricht 7
glenoid 20
glenosfeer 20
glijmechanisme van pezen 122
grinding-test 74

H

handdynamometer 63
handrevalidatie 122
hemiartroplastiek 30, 96
hemiprothese 14
humerusfractuur 30
humeruskopfractuur 24

I

immobiliser 10
infectie 110
instabiliteit 44
intra-articulaire
– fractuur 43
– humerusfractuur 34
inverse schouderprothese 24

K

koelen 112
kristalartropathie 74

L

Landelijk Registratie voor
    Orthopedische Implantaten
    (LROI) 2
longitudinale radio-ulnaire dissociatie
    (LRUD) 55
loslating 44
luxatie 28, 83
luxatierisico 28

M

m. subscapularis 24
Mayo Clinic-elleboogscore 43
MCP-gewricht 82
MCP1-gewricht 69
membrana interossea 55

N

n. radialis 83
n. ulnaris disfunctie 45
Nederlandse Orthopaedische
    Vereniging 9
niet-verbonden prothese 41
non-union 34, 58

O

obliteratie 18
olecranonosteotomie 34
omgekeerde
– prothese 14
– schouderprothese 20, 24, 96
os scaphoideum 58
os trapezium 69

P

pincetgreep 77
PIP-gewricht 88
postoperatieve revalidatie van een
    totale schouderprothese 96
protocol 96
pseudartrose 58
putty 78

R

radiocarpale artrose 60
radiuskop 48
– prothese 51
resurfacing 9
– prothese 14
reumatoïde artritis 42, 74, 82
rigide prothese 42
rotatorcuffartropathie 18
rotatorcuffinsufficiëntie 18
rotatorcuffscheurartropathie
    (RCTA) 20
rotatorcuffspieren 30
ruptuur 83

S

scafoïdfractuur 58
scharnierprothese 42
schouderprothese 14, 96
semi-geslotenketenoefening 97
semirigide prothese 42
siliconen endoprothese 58, 61
sloppy hinge-concept 41

Souther-Strathclydeprothese 44
sportheup 9
steellengte 15
superieure migratie 18
synovectomie 84
synoviitis 83

T

TFCC 55
totale artroplastiek 96
trapeziectomie 69, 79
trapeziometacarpale 1 gewricht 68
tricompartimentele prothese 41
tuberculum
 majus 30
– minus 30

U

ulnaire deviatie 82, 89

V

verbonden prothese 41
vlinderspalk 77

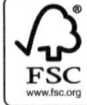

If you have any concerns about our products,
you can contact us on
ProductSafety@springernature.com

In case Publisher is established outside the EU,
the EU authorized representative is:
**Springer Nature Customer Service Center GmbH
Europaplatz 3, 69115 Heidelberg, Germany**

Printed by Libri Plureos GmbH
in Hamburg, Germany